中醫穴位芳療

By Fabienne Demilian

菲碧安・德米翁 — 著

許雅雯 — 譯

圖解 43 個關鍵穴位，搭配精油按摩，
改善全身疼痛、發炎與老化症狀。

Huiles
essentielles
associées aux points
d'acupuncture

作者簡介

　　菲碧安・德米翁（Fabienne Demillian）是一位有二十年經驗的指壓按摩護理師、治療師和教師。她在法國和日本接受啟蒙，並接受知名的藥學博士與精油專家Fabienne Millet 的精油培訓。在她的第一本書中，她想結合自己的兩種專業，並發現這兩種知識相結合的力量。她與丈夫共同開辦了一家指壓學校，教授這些技巧。

推薦序

每當我們想跳脫常見的醫療方式，嘗試新的輔助療法時，精油是必經之路。

就連不跟隨潮流的人都曾聽過親友建議用一滴薰衣草精油助眠，或用胡椒薄荷對付頭痛吧？這些都是芳香療法的新興用途。

精油的確擁有強大的療效，具備許多能緩解疼痛並維護身體健康的優勢，也有許多臨床研究正在評估精油在當前的公共衛生議題（如抗生素的抗藥性）中扮演的角色。無論如何，為了能更正確地運用精油，最好還是全盤且確實地了解每一種精油的特性、組成分子、使用禁忌和必要的預防措施……。

東方醫學的道路漫長且蜿蜒，指壓（shiatsu）的學問更是如此，能理解遍布人體的經絡已是了不得的事了。畢竟學習個別穴位的確切位置和療效是件困難又乏味的事。幸虧路上存在著美麗的邂逅。而你會最先遇到的，就是自己。

菲碧安・德米翁（Fabienne Demillan）正是站在這兩條景緻優美的道路交會之處。傳授指壓的她擁有超過 20 年的經驗，也接受過芳香療法的訓練。她將在這本工具書中為我們整理出多款精油的特性，引導讀者結合精油與指壓技巧。願你們在她的陪伴下，踏上美麗的旅程。

羅倫斯・維勒瓦洛 (Laurence Villevalois)
生物化學與分子生物學專家・芳香療法大學文憑・指壓療法治療師

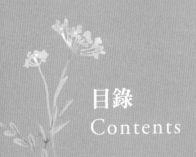

目錄
Contents

Part

1

你必須知道的精油知識

● Chapter 1
精油是什麼？

作者序

　　我歷經多年指壓療法的教學與實踐生涯後，在向學生介紹的過程中，發現很少有著作一起談論中醫理論與精油這兩個領域，這是我動筆撰寫此書的動機。

　　我的職業生涯引領我關懷每個病患（我的第一份工作是護士），讓我有機會充分理解身體各部位的運作機制，並探索維護健康與保健的方式。正因如此，我才會在接觸了指壓和中醫後，又踏入精油的世界。

　　我希望這是一本有用的、淺顯易懂且能輕鬆上手的工具書。市面上可以找到許多技術性的或談理論的芳療書籍，但並不是每個人都能看懂。

　　本書的第一部分，我試著用最精簡的方式介紹使用精油前必須了解的基本知識。

　　這些知識比大部分人所想的還重要，想要讓精油發揮最大效力、避免發生意外，就要先有這些基礎。

　　第二部分就像一本隨身手冊，列出常見的各類疾病。

　　文中提供多種緩解症狀的建議，除了精油外，也結合了穴位的運用，都是容易上手的方法。

　　每個穴位都有圖片標示位置，並解釋得很詳細，讀者能輕易找到穴位點，使用精油或根據指示直接

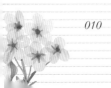

「按摩」。

　　書中列出的每一種疾病都會包含以下資訊：

　　・定義。

　　・症狀。

　　・治療方法。

　　・芳香療法。

　　・穴位指壓。

　　書籍最後附上醫療辭彙說明，方便讀者查閱。

注意事項：

　　・這本工具書並非正式的醫療建議。

　　・精油可能會影響某些藥物的作用。如果你正接受某個慢性疾病的療程，在使用精油前，最好先諮詢醫生的意見。

　　・孕婦與兒童可以使用的精油不多，必須特別留意並恪守用量限制。

　　・整本書中都會標明必要的資訊，第二章〈預防措施與禁忌〉中說明得更完整。請務必依循書中的指示。

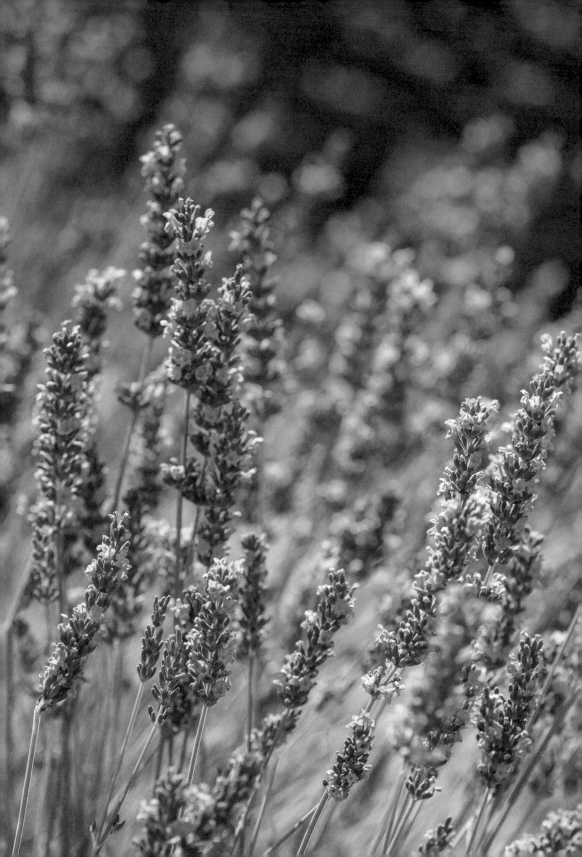

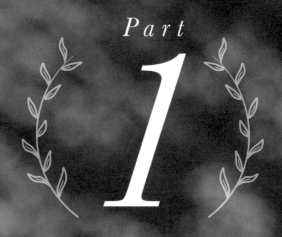

你必須知道的
精油知識

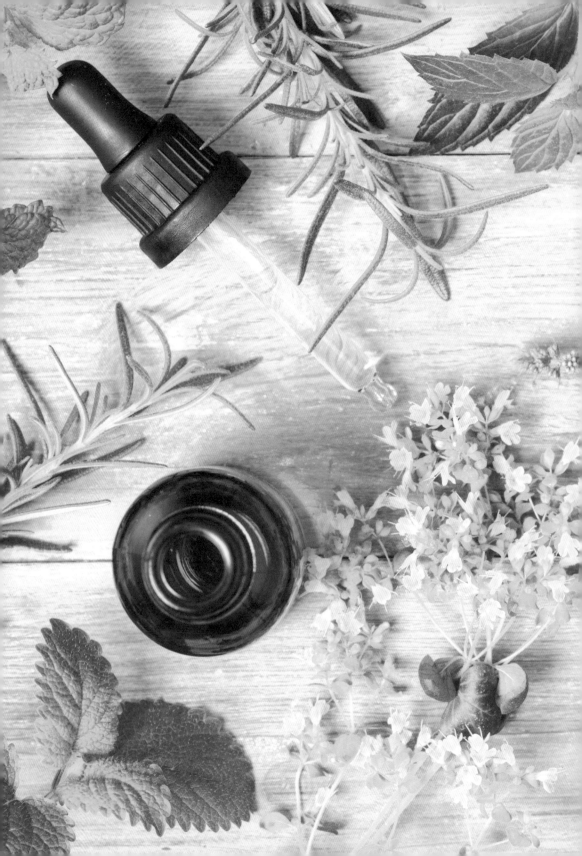

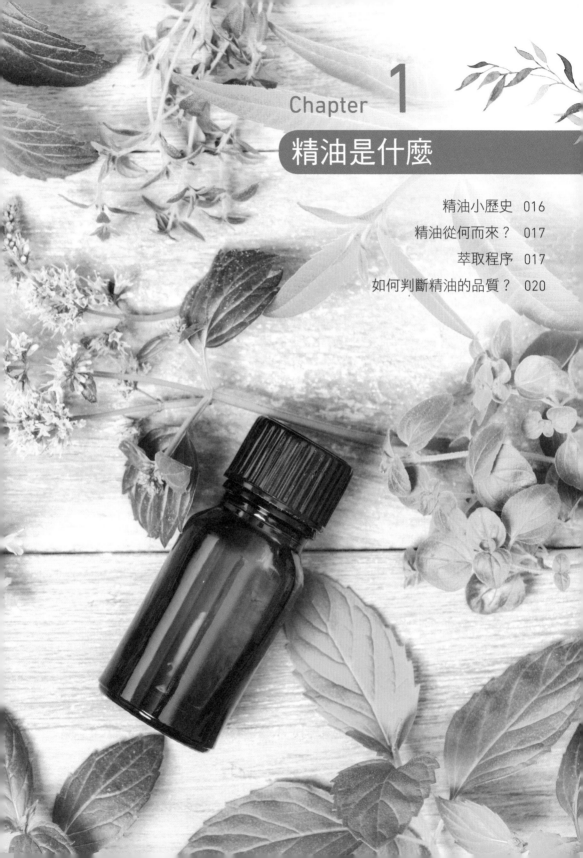

Chapter **1**

精油是什麼

●精油小歷史

芳香療法是世界上最古老的療法之一，幾千年前就有關於精油使用的紀錄。當時蒸餾的技術要比今日粗糙得多，但人們已經知道精油的療癒力，世界各地都廣泛地運用這種療法，特別是埃及。

然而，要等到 20 世紀初，大約在 1910 年代左右，法國化學家蓋特佛賽（Gatefosse）才真正開始進行當代的芳香療法研究。

他的手在一次實驗室的意外中嚴重燒傷，自此投入精油的研究。當時他把整隻手浸入薰衣草精油中，立即緩解了疼痛，壞死的皮膚組織也快速復原。之後，他傾力發展精油的研究。1931 年首度出現「芳香療法」這一個新詞彙。

而後，尚・瓦涅（Jean Valnet）醫生接續他的研究，並出版了第一本關於精油的著作《芳香療法：運用植物精質治療疾病（暫譯）》（*Aromathérapie, se soigner par les essences de plantes*，1964 年），成功推廣了精油的療法。

如今，精油的運用已演變成一門完整的醫療科學，越來越多研究投入其中，植物的療效亦逐漸受到認可。

「我確信醫學的真諦不在化學合成，而是在大自然之中。」

——尚・瓦涅（2016）

● 精油從何而來？

用於萃取精油的植物來自世界各地，有的是人為種植，有的則是野生。植物（和用來釀酒的葡萄一樣）吸取了陽光和大地中的養分，分泌出帶有香氣的精質。我們可以在植物的不同部位中找到精質（花、葉、根、皮、籽、果……）。

因為生於不同的環境中，土壤、氣候與海拔的差異讓每種植物的芳香分子都擁有不同的特性。（詳見 43 頁）

植物中的精質透過不同的程序萃取出來，所有用來製作精油的植物都必須是經過植物學確認的品種。換句話說，就是有拉丁學名。由於個別品種都有不同屬性，隨意替換是很危險的行為。

● 萃取程序

萃取精油有好幾種方式，是影響精油品質的關鍵。

1 蒸氣蒸餾法

優質的精油一定要用蒸氣蒸餾法萃取，並且只能以芳香植物為原料。

這種萃取方式沒有使用任何化學藥劑，完整保存了植物的分子。萃取的植物可以是乾燥的狀態，可以保持完整或是事先搗碎，但還是以新鮮植物萃取為佳。植物上所有具有芳香腺體的部位，包含花、葉、皮、果實、針葉（松樹）等，都可以使用蒸氣蒸

餾法萃取。

根據植物部位的硬度，萃取的時間短則幾小時長至 24 小時以上都有可能。而且，最後萃取出的精油量也各不相同。

舉例來說，同樣是萃取出 1 公斤的精油（約莫 1 公升），所需的原料如下：

· 4,000～5,000 公斤的玫瑰花瓣（相當於 1 公頃的玫瑰花）；

· 150 公斤的薰衣草；

· 50 公斤的胡椒薄荷。

除此之外，季節、年分、地區也都會影響萃取量。

蒸氣蒸餾法

這種萃取法是讓蒸氣通過裝滿芳香植物的蒸餾桶中（下圖為蒸餾薰衣草示意圖）帶出植物中的芳香分子，吸取了分子的蒸氣經過冷凝器後會凝結成帶有精油的水滴。由於精油的比重通常比水小，會產生油水分離的現象，這時就可以把浮在儲罐上的精油收集起來了。儲罐中剩下的水即是純露（台灣有時也稱為花水）。這

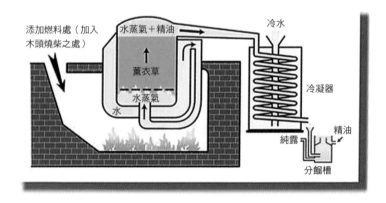

些水可以回收，有時經過稍微濃縮後便可以再利用。

　　儘管純露中只含有 2～3％的芳香分子，對幼童、嬰兒或高齡者來說已有足夠的療效〔在奶瓶中加入 1 茶匙（5 毫升），或是直接用在皮膚上〕。

2 冷壓萃取法

　　這種方式只能用來萃取柑橘類果皮，柑橘類植物的芳香分子一般都儲存在這個部位中。冷壓萃取物不會被稱為精油，而是精質（就是檸檬、葡萄柚、柳橙的精質）。

　　我們經常會在市面上看到錯標成精油的柑橘類精質，這麼做其實會造成困擾，畢竟近來也有從果皮或整顆柑橘類水果萃取的精油了。

3 二氧化碳萃取法

　　這種萃取法是將植物置於由二氧化碳製造出的高壓環境中，將植物中的香氣分子壓破後萃取出來。這種方法得到的精油會失去許多療效，因此不能談論該精油的化學分子型（詳見 21 頁），也不能運用於療癒病症。

　　另有一種超臨界二氧化碳萃取法可以把植物的特性較完整地保存下來，但成本非常高。而且因為需要添加溶劑，會直接影響到萃取後的濃度。因此，這種方法通常只用在香水製造業和食品工業中。

4 溶劑萃取法

顧名思義，這種方式就是將帶有香氣的分子溶解在溶劑當中（酒精、己烷），再把溶劑蒸發後取出精油。

可惜的是，這種方式萃取的精油很容易聞到溶劑的味道。

5 浸泡法

這種方式是把植物浸泡在油脂中，再取出脂溶性的物質。這種方式大多用於製造乳液或油性物質。

● 如何判斷精油的品質？

CLP 法規〔即「分類、標示與包裝」（classification, labelling and packaging）〕（CE 歐洲合格認證 N° 1272／2008）近來以化學品全球調合制度（SGH）為基礎，規範了產品包裝與標誌。（ECO-MUNDO, 2014）。

精油產品包裝上應標誌的資訊：

‧經過認可的植物學名：包含植物的屬、種、亞種和科名的拉丁學名。

‧萃取部位：葉、花、芽……。

‧植物產地：種植的國家。

‧種植方式：野生、人為栽種、有機栽種……。

‧萃取法：蒸餾或其他……。

·化學型：能夠代表植物特性的主要或基本化學分子。通常按
降序排列。

·「100％純天然」標誌。

精油化學型

精油化學型是植物的植物學和生物化學身分證。

這裡要談的是通過植物學確認和生化科技分析的精油
（HEBBD），以及生物化學型精油（HECT）。這兩種標準都是商業
標記，但對於藥用精油來說卻是重要的指標。因此，了解植物確
切的化學類型是非常必要的。使用者可以藉此了解個別精油的作
用，以便發揮強效且快速的天然療癒力。

如果包裝上沒有提及這些訊息，市場上就會充斥品質可疑的產品。

舉例來說：迷迭香的拉丁學名為 *Rosmarinus Officinalis*，根據它
的產地不同，化學類型就會不一樣，作用當然也就會不同。

精油名	產地	主要化學型態	作用
桉油醇迷迭香	摩洛哥、突尼西亞	1,8-桉油醇	呼吸道
樟腦迷迭香	法國本土、西班牙	樟腦	抗肌肉發炎、鬆弛肌肉
馬鞭草酮迷迭香	科西嘉島	馬鞭草酮（14％）1,8-桉油醇（4～6％）	分解脂肪、抗菌、肝臟排毒

這三種迷迭香精油中，只有產於科西嘉島的馬鞭草酮迷迭香才
具備肝臟排毒的功能。如果沒有弄清楚這些訊息的話，可能會因
處理不當而出問題。

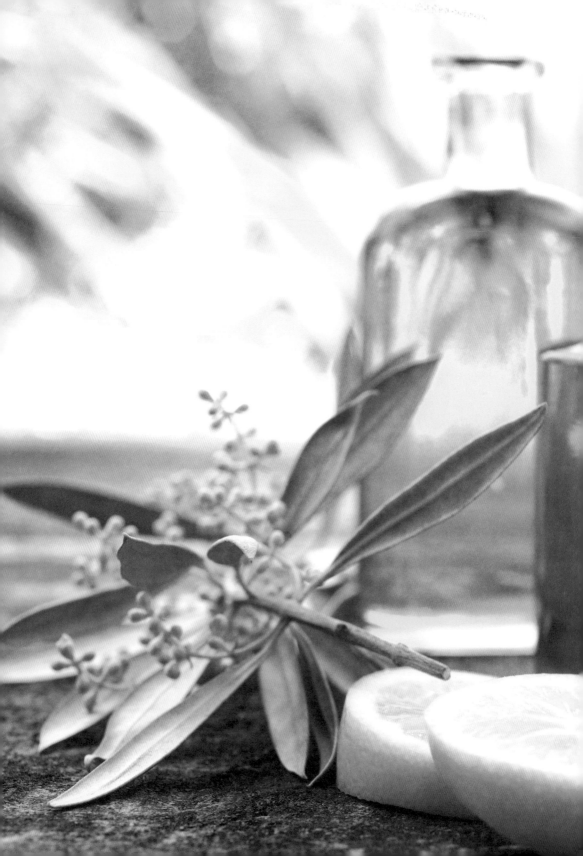

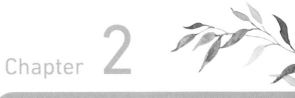

Chapter 2

如何使用精油

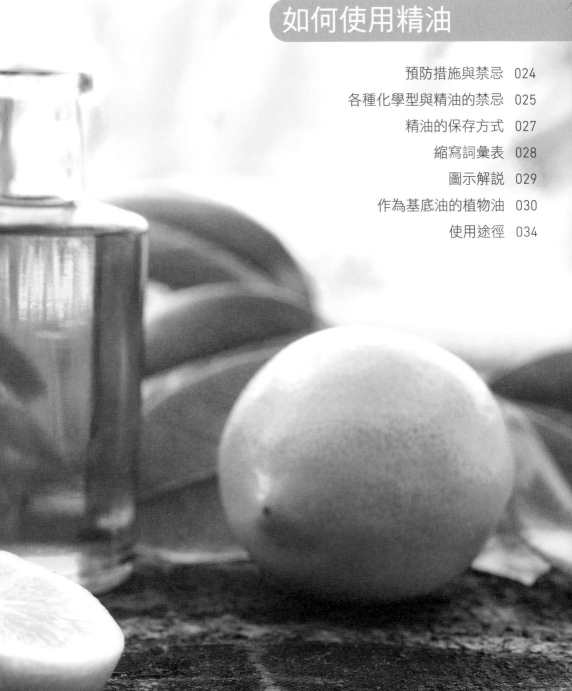

● 預防措施與禁忌

· 絕大多數的精油為兒童（＜10 歲）不宜，只有少數幾種可以使用（詳見 51 頁〈兒童必備精油〉）——有熱痙攣或癲癇的孩子禁止使用精油。

· 對胎兒來說，大多數的精油是有毒的，因此孕婦（連嗅吸也不行）與哺乳中的婦女不宜使用。少數幾種精油可以在孕期 3 個月後開始使用，我們會在後面的章節中標明。

· 高血壓患者、癲癇患者或是正接受密集精神治療的人，都應小心使用精油（精油對中樞神經系統影響巨大，有可能擾亂原本的療程），使用前應先諮詢醫生。

· 如患有荷爾蒙失調引發的癌症，或是膽結石、膽囊發炎、嚴重的肝臟問題、腎臟發炎、腎炎、腎衰竭或重大心血管疾病，在使用精油前務必諮詢醫生。

· 患有重病身體虛弱者應把用量減半。

· 絕不能長期進行同一療程（必須確實依循指示，每個療程需包含休息期，也就是 2～3 星期的療程後需休息 8～10 日，或者使用精油 5 日後需休息 2 日）。

· 用於皮膚上時，務必以植物油（芳療用的基底油）稀釋精油。

· 精油需置於兒童無法觸及之處。

· 不可將精油滴入眼睛或任何身體黏膜上。

· 使用精油前需先滴在手肘上測試是否有過敏反應。過敏反應

可能會馬上出現，但也可能延至 48 小時後才發作。

· 避免碰觸精油瓶口，以免滋生細菌。最好還是讓精油滴在手上或其他容器中。用完精油後務必洗手。

· 精油不小心滴入眼睛時，請用植物油沖洗，不要用水。

● 各種化學型與精油的禁忌

· 哮喘患者或患有呼吸道疾病者不得使用含 1,8-桉油醇（1-8 cinéole）和桉葉油醇（eucalyptol）的精油。

· 幼兒嚴禁使用含有樟腦（camphre, 又稱 bornéone）的精油，血壓過高的人亦同。

· 研究顯示，長期使用或口服過多甲基蔞酚（甲基醚蔞葉酚）會造成肝中毒。最好是用塗抹的方式使用，療程也要縮短。〔例：產於越南的熱帶羅勒（*Ocimum Basilicum*）含有 90%的甲基蔞酚；龍蒿（*Artemisia dracunculus*）則有 75%〕。

· 含有單萜烯酮的精油在少量使用時，可以刺激中樞神經系統，但用量過多時便會引發神經中毒，導致神經亢奮、噁心、頭暈、精神錯亂，嚴重時更可能昏迷（Baudoux, Guide pratique d'aromathérapie familiale et scientifique, 2008）。因此，雖然這種分子的特性很有用，使用時必須提高警覺。

· 面對這類精油時，需留意神經毒性與引發流產的風險，務必遵守用量、時程與使用途徑等相關指示，因此也嚴禁孕婦、哺乳中的婦女和 10 歲以下的幼兒使用。

- 含酮類分子的精油：馬鞭草酮迷迭香（*Rosmarinus officinalis CT verbenone*）、樟腦迷迭香（*Rosmarinus officinalis CT camphor*）、艾草（*Artemisia vulgaris*）、薄荷尤加利（*Eucalyptus dives piperitoniferum*）、鼠尾草（*Salvia officinalis*）、北美香柏（*Thuja occidentalis*）、印度蒔蘿（*Anethum graveolens*）、義大利永久花（*Helichrysum italicum*）、羅馬洋甘菊（*Chamaemellum nobile／Anthemisia nobilis*）。

- 快樂鼠尾草（*Salvia sclarea*）、茴芹（*Pimpinella anisum*）、龍蒿（*Artemisia dracunculus*）、甜茴香（*Foeniculum vulgare*）等精油都具有「類雌激素」的特性，能刺激女性荷爾蒙受體。因此，患有因荷爾蒙失調引發的癌症、乳房纖維囊腫變化或其他因雌激素過度分泌導致的疾病患者，都應避免使用。

- 對阿斯匹靈或其他消炎藥過敏、正服用抗凝血藥物或抗血小板藥物的人都不得使用白珠（冬青），冬青精油中含有 99％的水楊酸甲酯（methyl salicylate），這是一種類似阿斯匹靈的分子。

- 某些精油，如肉桂、丁香（每 4 人中有 1 人會過敏）、冬季香薄荷、百里酚百里香、野馬鬱蘭、歐洲赤松等精油會傷害皮膚（刺激性高，可能造成灼傷），使用時需特別小心（含有芳香醛類、酚類和單萜烯類分子），只可少量使用，濃度約 1%[1]以下。

1　5ml 基底油加上 1 滴精油，等於 1% 濃度。

- 部分精油對人體黏膜過於刺激，例如檸檬馬鞭草、歐洲赤松、香蜂草、胡椒薄荷、檸檬香茅、黑胡椒、肉桂（如：錫蘭與中國……），不得以擴香的方式使用，塗抹於皮膚前也要用植物油先稀釋。

- 含有單萜烯（monoterpene），特別是檸檬烯（limonene）和 α-蒎烯（α-pinene）的精油對皮膚的刺激性很大，使用前務必以植物油稀釋。

- 冷杉、松樹、杜松、檀香等精油含腎毒性[2]（renal toxicity）。

- 含有香豆素（coumarin）的精油（佛手柑、甜橙、檸檬、葡萄柚、香蜂草、錫蘭肉桂、龍蒿）具光敏性（塗抹後照射陽光可能會造成灼傷），使用時要特別小心，先以植物油稀釋後再塗抹。

以上資訊，包括預防措施、使用禁忌等將會在 Chapter 4 詳細說明。

● 精油的保存方式

只要遵守一些基本規則，精油基本上可以長時間保存。

一般而言，精油的保存期限為 3～5 年，但根據個別品質，保鮮期可能更久。精油的氣味或質地一旦改變，就不得再使用。

2　腎毒性：指的是精油分子難以從身體完全代謝出來，殘留於腎臟中，或是讓身體感到負擔而損害腎臟機能。這幾種精油宜按照指示劑量使用。禁止高劑量、長時間使用。

．必須存放於不透光的瓶子裡。

．不得接觸空氣，每次使用後要確實關好瓶蓋。

．最好置於陰暗乾燥處（避免放在浴室裡）。

精質的保存期限較短，在同樣的條件下，只能保存 1～2 年。

純露的保存期限為 3～6 個月，最好存放在冰箱裡。變質的純露味道會馬上改變，也會長菌絲。

根據不同植物油的特性，自行調配的配方可保存 1 年（有的植物油變質的速度很快，有些則能存放較長的時間）。

● 圖示解說

 危險標誌（詳細內容會標註在符號旁）

 嬰兒與 3 歲以下幼兒禁止使用

 3～10 歲幼兒禁止使用

 孕婦與哺乳中婦女禁止使用

 塗抹用 　　　 口服

 吸入 　　　 擴香

 10 歲以上兒童與成人可用

👥 3～10 歲幼兒可用

👶 嬰兒與 3 歲以下幼兒可用

● 精油用量

根據用途不同，精油的用量也不一樣，通常介於 1～30％之間，也就是 5 毫升的植物油中會添加 1～30 滴精油（5 毫升植物油＝1 茶匙；10 毫升植物油＝1 湯匙；1 毫升精油＝20 滴）。

除此之外，不同的精油、使用對象的年齡和療程長短也都是考慮因素，必須恪守用量指示。

────── 香氛舒壓 ──────

Aromachologie 一詞指的是對香氛的運用，更精確來說是香氛對心理狀態的影響，也就是使用精油抒壓保養。

用於抒壓保養的精油比例約在 0.5～5％之間，使用足量的植物油稀釋〔每 1 茶匙（5 毫升）植物油可用 0.5～5 滴精油〕。

精油抒壓保養是把精油添加在保養品裡，例如沐浴油、身體乳、按摩油、肥皂、洗髮精等產品中。

請注意：市面上部分商品中的精油含量微乎其微，有時甚至無法起到抒壓的作用。

（考量到精油強大的效力）兒童最好只使用芳香療法。

芳香療法

用於治療病症的精油，用量應介於：

· 一般成人為 10～30%，用量約是 5ml 植物油添加 10～30 滴精油。

· 幼童（3～10 歲）為 5～10%，用量約是 5ml 植物油添加 5～10 滴精油。

· 嬰兒與 3 歲以下幼兒為 0.5～2%，用量約是 10ml 植物油添加 1～4 滴精油。（並且只能使用特定精油）。

症狀出現後馬上使用，約在 24～48 小時之間便能見效。

特別注意滴數的計算方法

大部分的滴瓶計算方式為：

10～50 毫升的滴瓶，1 毫升＝20 滴

1～5 毫升的滴瓶，1 毫升＝40 滴

每一個品牌的精油瓶不同，1 毫升＝15、20 或 30 滴（應標誌於精油外包裝）。

● 作為基底油的植物油

大部分的植物油萃取自各種堅果或是果核，對堅果或杏仁過敏的人使用時需特別小心。使用前最好要先在手肘上滴幾滴（特別是嬰兒要使用甜杏仁油前），測試接下來幾個小時內是否有

過敏反應。為安全起見，最好可以多做一次測試。

使用植物油前，也有一些預防措施要注意：

· 放置在冰箱裡能保存較久。

· 最好保存在不透光的瓶子裡。

· 需定時確認氣味是否有異。過期的植物油會散發出「油耗味」，只要氣味正常，就是還可以繼續使用。

· 優先選擇有機植物油。

· 特別注意是否為「冷壓初榨」植物油。

植物油的選擇很多，以下介紹最常見的幾種：

01 昆士蘭堅果油

經常用於按摩。質地清爽，滲透力極佳，不會產生黏膩感。

特別適合皮膚乾燥的人使用，也可以用來治療龜裂或妊娠紋。

抗氧化作用佳，能促進細胞再生。

 可能引發過敏反應。

保存期限：6 個月。

02 荷荷巴油

雖然被稱為「油」，但嚴格說來應是一種液態的臘。經常用來和其他植物油搭配，作為防腐劑。

保養品與化妝品中也經常使用這種油。能調節皮脂分泌，是容易出油的頭髮、皮膚或痘痘肌的最佳盟友。但乾燥肌也可以使用。

因為抗發炎的特性，也可以用於治療燒燙傷或其他皮膚疾病，

如乾癬。

　　除此之外，抗皺的效果也很好，因此能滋養皮膚。

　　保存期限：荷荷巴油的保存期限非常長（高達 25 年以上）。
（中世紀的人會用來保存屍體。）

03 杏桃核仁油

　　擁有豐富的維生素 A 和 E，是皮膚的好朋友。

　　能促進再生，對成熟、暗沉或乾燥的皮膚來說都是很好的油
脂，也很適合用在嬰兒身上，是一種極佳的按摩油。

　　保存期限：偏短（3～4 個月），最好可以混合荷荷巴油。

04 甜杏仁油

　　能充分滋養並軟化皮膚（富含維生素 A、E、D）。

　　是最適合嬰兒的植物油。儘管質地較厚，會在皮膚上留下一層
「油脂」，還是很適合用於按摩。

　　甜杏仁油的消炎效果佳，可用於局部療癒，對於皮膚發炎、非
常乾燥的肌膚和妊娠紋都很有用。

　　保存期限：4 個月。

 可能引發過敏反應。

05 榛果油

　　能滋養皮膚並促進皮膚再生（富含維生素 A、E）。

　　可以用於按摩，但氧化速度快，最好混合其他植物油。

　　保存期限：很短，1～2 個月。

06 瓊崖海棠油

幫助肌膚癒合與再生，適合乾性肌膚的人。消炎效果佳，也能有效幫助傷口癒合，因此適用於各種發炎反應，例如關節疼痛。

保存期限：2～3 個月。

07 摩洛哥堅果油

修復肌膚能力佳，能有效抵抗肌膚老化。

擁有消炎能力，達到療癒的效果，經常用來處理燒燙傷或皮膚龜裂的問題。

摩洛哥堅果油可以食用（摩洛哥人經常食用），也有活化真皮與表皮的效果。降血脂的效果也值得注意。

保存期限：6～8 個月。

08 月見草油

適用於熟齡肌膚，能維持細胞水分、軟化表皮，建議乾性或極乾性肌膚使用（乾性濕疹、乾癬，甚至可用於保養品中）。皮膚過於乾燥時，也可以直接食用。

建議混合其他植物油，不要單獨使用。

保存期限：2～3 個月。

09 黑種草油

萃取自黑色小茴香籽。地中海沿岸國家經常使用（特別是土耳其），幾千年前就有使用紀錄。

富含維生素 A 和 E，具有消炎、止痛和刺激免疫系統的作用。

可用於應對青春痘（痤瘡）、膿腫、風濕和關節疼痛等發炎反應和疼痛。

料理時也可以添加黑種草油（促進消化），或是用於保養品中，但最好與其他植物油混合使用。

保存期限：存於冰箱中 6 個月。

 用量過多時會造成流產。

10 聖約翰草油

聖約翰草油其實不能算萃取油，而是一種浸泡油，是將聖約翰草（花）浸泡在油裡得到的結果。

這種油的消炎、修復能力佳，非常適合用在燒燙傷和曬傷。

軟化作用可以安定皮膚，可用於處理嬰兒皮膚問題。

保存期限：6 個月

 有光敏性，使用後不得日曬，避免灼傷。

● 使用途徑

塗抹（必須先用植物油稀釋）

塗抹於皮膚上是最常見的方式，因為不會產生毒性，經常是使用精油的首選方式。然而，敏感族群還是要小心過敏反應。

精油很容易被皮膚吸收，快速進入真皮和血液循環之中。因此，可以處理局部的問題（肌肉、關節或其他疼痛），也可以緩解

身上更廣泛或深層的病症，主要用在肺部感染、消化問題或皮膚問題。同時也可以用於處理心理和神經上的問題、壓力、睡眠品質不良……。

某些精油會造成皮膚感染或其他皮膚問題，所以塗抹精油時要慎選，並且嚴格遵守用量。

除此之外，塗抹於皮膚上的精油務必以基底植物油先行稀釋。選擇適當的植物油也能提昇精油的效力。

用量：

用於舒壓（如按摩）：

‧成人 1～5％，即 5ml 植物油＋1～5 滴精油。

用於緩解病症（例如發炎或疼痛時用於局部按摩），精油的比例會較高：

‧成人 10～20％，即 5ml 植物油＋10～20 滴精油。

‧幼兒（3～10 歲）5～10％，即 5ml 植物油＋5～10 滴精油。

可以用於局部塗抹，但面對心理層面的問題時（如睡眠或壓力問題）也可以塗抹在較廣的區域（神經叢、手肘、膝蓋後方、腳板下），端看使用對象的需求。

使用面積較廣時，精油含量最好不要超過 20％，但局部使用時，比例最高可以調到 50％。

泡澡

請注意，精油不溶於水，只會漂浮於水面上。為避免這種狀況，應先將精油與中性的精油乳化劑[3]混合，一般在市面上都可以買到相關產品（杏仁奶也可以）。把混合後的精油倒入浴缸。請避免使用有香味的肥皂作為乳化劑，原本就調整過成分的肥皂可能會影響精油的效果。

泡澡能幫助緩和情緒、舒緩壓力或是激勵身心，也可以用來處理皮膚問題、緩解肌肉或關節疼痛。

請先準備好浴缸的水後再倒入乳化後的精油，入浴至少 20 分鐘，讓精油確實發揮效力。

用量：

用於舒壓（限成人使用）：

‧5 滴即可。

用於緩解病症：

‧15～20 滴（限成人使用）。

‧幼兒（3～10 歲）為 2～5 滴，需慎選幼兒可用的精油。

幼兒與嬰兒最好只把精油作為芳香療法之用。

蒸氣吸入

面對耳鼻喉問題、乾咳、頭痛、充血性支氣管炎時，建議使用

3　手上沒精油乳化劑時，也可以用無香味的沐浴精、浴鹽、牛奶代替。

這種方式。

 哮喘、呼吸功能不全、濕咳，或 12 歲以下的兒童與孕婦都不適用。

另外，刺激性高或會造成皮膚問題的精油應小心使用，例如所有的尤加利精油、歐洲赤松、冬季香薄荷等。使用時，用量不能太大，而且必須與其他較溫和的精油混合。

含有樟腦或酮類分子的精油一般來說都具有神經毒性，不得直接吸入。建議在晚間睡前使用。使用後避免出門。

用量：

・在臉部蒸氣機中加入熱水（不要使用沸水）與 2～5 滴精油，吸入蒸氣至少 5～10 分鐘。過熱的水會改變精油的特性，也可能刺激黏膜。

直接吸入（乾吸）

濕咳引發的肺部感染建議使用這個方法緩解，還有其他與神經系統相關的症狀也很適合（壓力、鬱結、疲勞等）。

在一張面紙上滴幾滴精油，將面紙蓋在口鼻上吸幾分鐘。兒童不得使用蒸氣吸入法，但可以用這種方法吸入精油。

用量：

・成人：一張面紙滴 2～3 滴。

・幼兒（3～10 歲）：一張面紙滴 1～2 滴，並選擇可用的精油。

擴香

建議以超音波擴香儀進行擴香，避免使用會提高精油溫度的儀器（熱石或精油燈等）。精油溫度上升後，大部分的特性也會遭到破壞。

常溫擴香可以讓室內充滿香氣、消毒、調整情緒與睡眠品質、改善呼吸狀況、提振體力……。

用量：

・6～8 滴，視儀器不同，單純擴香或加入水中。

建議混合 2～3 種精油，可以避免單方精油味道過重（或是直接購買市面上的複方精油，當然要注意製造商）。

時間：

・用於芳香療法：每日 2～3 次，每次 10～20 分鐘。擴香時，人應避免在場。

・用於舒壓：每小時擴香 5 分鐘。

幼兒：

最長 5 分鐘，擴香時不得入內，擴香儀停止後，也需等待 10 分鐘，讓室內空氣調和後再進入（選擇兒童可用的精油）。

務必確實控制擴香時間，最好選擇一台有定時器的擴香儀，或是在擴香幾分鐘後會自動切斷電源的機器，避免空氣中的精油分子過於飽和。

療程結束後，務必打開門窗讓空氣流通。

⚠ 禁止用於擴香的精油

・具有神經毒性的精油：所有含樟腦或富含單萜烯酮的精油，
　如：馬鞭草酮迷迭香、樟腦迷迭香、艾草、薄荷尤加利、鼠
　尾草、北美香柏、蒔蘿、胡椒薄荷、義大利永久花。

・綠花白千層：含有硫磺衍生物，散發腐蛋的氣味。

・茶樹：用於擴香時的氣味會令人感到不適。

・雲南馬鞭草：擴香時間過長會導致流鼻血。

・富含酚類分子的精油：如香薄荷、野馬鬱蘭、丁香等精油會
　刺激黏膜。

・含單萜烯（檸檬烯和蒎烯）的精油：會刺激呼吸道。

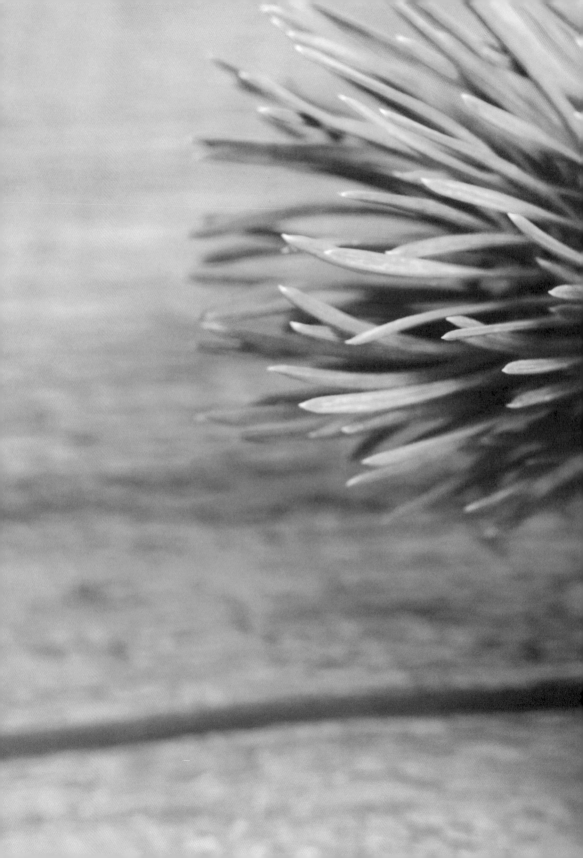

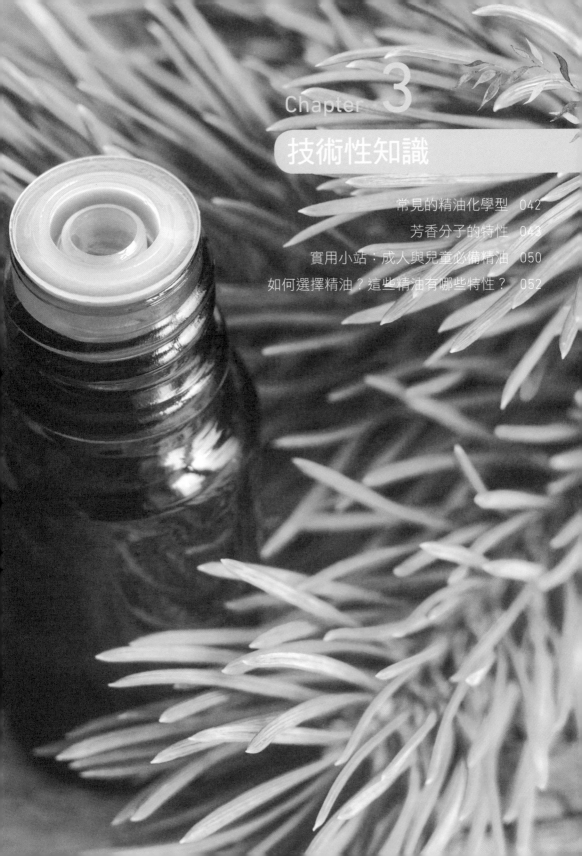

Chapter 3

技術性知識

常見的精油化學型

前面提過，化學型態就是精油的植物學和生物化學身分證。每個擁有同一種身分的分子都屬於同一生物化學家族（這裡只提出，不探討更深），也就是具有相同的療效的某些芳香分子，除了具有家族特性外，也會有屬於自己的特殊效果。

接下來的幾頁的表格中，我們會列出常見的家族，同時也會列出以下幾個資訊：

· 一個或多個屬於該家族的化學分子。

· 化學分子的主要特性。

· 含有該化學分子的常見精油。

以下介紹的化學分子都是最常見的，而且會在接下來章節裡的精油裡再次提及。

對化學分子有基本了解後，您就可以運用其他這裡沒有提到的精油了。

小提醒：

精油瓶身上應按順序列出內含的化學分子。

要知道精油的特性，就要看列在前三個的化學分子，其餘分子因為數量不多，作用不大。

一個強效的精油通常不會有太多種不同的分子（2～4個），由許多不同分子構成的精油，主要作用力就會小很多。

然而，有些特定化學分子的數量雖然不多，卻非常強勁有活力（例如：快樂鼠尾草中的香紫蘇醇，或是絲柏中的雪松醇）。

精油中的某一化學分子越多，作用就越強大。

例如：芫荽精油含有 65～75％乙酸沉香酯，就會比含有 3～15％的天竺葵發揮的作用更大。

芳香分子的特性

萜烯酯類

例如：乙酸沉香酯、乙酸龍腦酯、乙酸薄荷酯、乙酸甲酯、歐白芷酸異丁酯、苯甲酸苄酯……。

化學型	乙酸沉香酯（Linalyle acetate）	
特性	鎮定、鎮痙、緩解焦慮、分解黏液、抗卡他性炎症、殺菌、消炎、抗真菌。	
含有乙酸沉香酯的精油（％）	芫荽 65～75％ 沉香醇百里香 30～50％ 真正薰衣草 20～48％ 穗花薰衣草 20～50％ 超級醒目薰衣草 30～45％ 芳樟醇百里香＜30％	橙花 26～44％ 苦橙 26～30％ 羅勒 8～30％ 快樂鼠尾草 6～24％ 天竺葵 3～15％ 埃及甜馬鬱蘭（馬斯提其那百里香）4～26％

單萜烯類

例如：α-萜品烯、α-蒎烯、對繖花烴、檸檬烯、檜烯、萜品烯⋯⋯。

化學型	檸檬烯（Limonene）（帶有檸檬、柳橙味）	
特性	殺菌、消毒、抵抗病毒、袪痰、抗噁心、排毒、止痙攣、鎮定。 可能造成呼吸道過敏！	
含有檸檬烯的精油（％）	許多精油都含有檸檬烯，以下列出含量最高和最常見的幾種。	
	甜橙 89～97% 檸檬馬鞭草 16～23% 葡萄柚 90～97% 橙花 9～20% 檸檬 60～75% 綠花白千層 5～12% 紅橘 65～75% 莎羅白樟 10～15%	藏茴香 35～50% 薰陸香 7～16% 藍膠尤加利 8～11% 摩洛哥香桃木 9～15% 佛手柑 32～52% 綠薄荷 12～25% 蒔蘿 25～55% 錫蘭香茅 ＜10%

化學型	α-萜品烯（α-Terpinene）	
特性	多方抗感染（消化系統、生殖器）、抗菌、抗病毒、抗寄生蟲、抗真菌、消毒、止痛。 請注意：對皮膚的刺激性較大。	
含有 α-萜品烯的精油（％）	海岸松 70～79% 香桃木 45～68% 絲柏 40～65% 歐洲赤松 37～53% 杜松 34～54% 歐白芷 17～30% 岩玫瑰 18～50%	馬鞭草迷迭香 15～40% 摩洛哥香桃木 19～28% 樟腦迷迭香 15～27% 薰陸香 12～28% 黑雲杉 12～22% 桉葉油醇迷迭香 9～17% 藍膠尤加利 6～22% 綠花白千層 5～15% 月桂 3～10%

化學型	對繖花烴（*p*-Cymene）
特性	強效止痛（骨關節疼痛、風濕性疼痛、骨頭疼痛）、抗感染、抗菌、抗病毒、祛痰。
含有對繖花烴的精油（％）	百里香酚百里香 8～30% 野馬鬱蘭 6～20% 冬季香薄荷 5～25% 海茴香 2～25% 茶樹 5～12% 藍膠尤加利 2～6%

萜烯醇類（單萜烯、單萜醇和倍半萜醇）

例如：松油烯-4-醇、沉香醇、牻牛兒醇、龍腦、薄荷腦、橙花醇、香茅醇、側柏醇、薄荷醇……。

化學型	沉香醇（Linalool）
特性	抗支氣管發炎、抗菌、抗病毒、抗真菌、抗憂鬱、緩解焦慮、激勵身心、解痙。 收斂毛孔、緊緻肌膚。 可能產生過敏反應！
含有沉香醇的精油（％）	幾乎所有的精油內都有沉香醇，比例不同而已。 芳樟 90～99% 芫荽 65～80% 沉香醇百里香 30～50% 穗花薰衣草 25～50% 真正薰衣草 20～50% 超級醒目薰衣草 30～45% 橙花 25～45% 苦橙 18～32% 埃及甜馬鬱蘭 4～25% 羅勒 8～30% 完全依蘭 2～16% 天竺葵 3～15%

化學型	松油烯-4-醇（Terpinen-4-ol）
特性	抗菌、抗病毒、抗真菌、鎮定神經系統、消炎抗痙攣、利尿、提昇免疫力。
含有松油烯-4-醇的精油（％）	甜馬鬱蘭 18～32% 茶樹 30～48% 芳樟醇百里香 3～20% 杜松 <9% 薰陸香 <10% 沉香醇百里香 <14% 史密斯尤加利 <9%

化學型	牻牛兒醇（Geraniol）（帶有淡淡玫瑰香）
特性	消炎、抗菌、抗病毒、抗真菌、驅蟲、抗寄生蟲、止痙攣、鎮靜、促進肌膚再生。
含有牻牛兒醇的精油（％）	玫瑰草 65～85% 爪哇香茅 16～30% 玫瑰天竺葵 10～17% 檸檬香茅 1～8% 馬鞭草酮迷迭香 1～4% 橙花 1～4% 苦橙 1～4%

化學型	香茅醇（Citronellol）（所有帶香茅味的精油）
特性	驅蟲效果佳、殺菌、殺真菌、殺病毒、抗痙攣、強化神經、鎮靜、降血壓。 可能引發過敏反應！
含有香茅醇的精油（％）	玫瑰天竺葵 15～30% 波旁天竺葵 10～30% 爪哇香茅 7～18% 檸檬尤加利 2～8% 苦橙 2～8%

化學型	甲基胡椒酚（Methyl chavicol）
特性	抗組織胺、殺菌、緩解充血、肝臟排毒、鎮痙、緩和攣縮。 **用量大時會產生肝毒！**
含有甲基胡椒酚的精油（％）	龍蒿 65～86％ 羅勒 50～75％ 洋茴香 5～10％

酚類

例如：香荊芹酚、百里酚、丁香油酚、愈創木酚……。

化學型	香荊芹酚（Carvacrol）
特性	抗菌、抗感染效果極佳，腸道清潔排毒、舒緩肌肉痠痛、消除疲勞、解決失眠問題。
含有香荊芹酚的精油（％）	西班牙馬鬱蘭 65～74％ 希臘馬鬱蘭 50～75％ 野馬鬱蘭 21～53％ 冬季香薄荷 21～53％ 百里香酚百里香 1～3％

化學型	丁香油酚（Eugenol）
特性	殺菌與止牙痛效果佳（可局部麻醉）、抗病毒、鬆弛肌肉、止痙攣、消炎。 可能引發過敏和流產！使用時需特別小心。 高血壓患者和服用抗凝血藥物期間不得使用。
含有丁香油酚的精油（％）	丁香 70～88％（小心使用） 爪哇香茅 1～2％ 月桂 1～2％ 龍蒿＜1％ 依蘭＜1％

萜烯酮類

例如：樟腦、薄荷酮、馬鞭烯酮、側柏酮……。

化學型	樟腦（Camphor）
特性	強效消毒、殺菌，止痛、抗病毒、局部麻醉、鬆弛肌肉、刺激心臟與呼吸系統、驅蟲、分解黏液。 具神經毒！
含有樟腦的精油（%）	樟腦迷迭香 14～25% 穗花薰衣草 8～20% 桉油醇迷迭香 5～15% 馬鞭草酮迷迭香 1～18% 超級醒目薰衣草 2～7% 芫荽籽 2～7%

化學型	薄荷酮（Menthone）
特性	消毒、消炎、因為特殊的清涼感而有麻醉止痛效果、消除反胃噁心感、抗痙攣、抗真菌。
含有薄荷酮的精油（%）	胡椒薄荷 30～55% 野薄荷 50～75% 綠薄荷精油不含薄荷酮（含沉香醇）。

萜烯醛類

例如：檸檬醛、香茅醛、桃金孃烯醛……。

化學型	檸檬醛（Geranial／Citral／Neral）（帶有淡淡檸檬香）
特性	促進肌膚再生、消炎、殺菌、抗真菌、抗病毒、驅蟲、抗寄生蟲、抗痙攣、鎮靜。

含有檸檬醛的精油（％）	檸檬香桃木 90〜98％ 檸檬草 65〜85％ 山雞椒 70〜85％ 丁香羅勒 60〜70％ 檸檬馬鞭草 30〜35％ 香蜂草 25〜45％ 萊姆 6〜10％ 檸檬 2〜5％

萜烯氧化物類

例如：1,8-桉油醇、沉香醇氧化物、胡椒酮氧化物……。

化學型	1,8-桉油醇（1,8-Cineole）
特性	強化呼吸系統、袪痰、分解黏液、抗病毒、殺菌、抗感染、抗真菌。
含有桉葉油醇的精油（％）	史密斯尤加利 70〜80％ 藍膠尤加利 70〜85％ 澳洲尤加利 60〜70％ 桉油樟 50〜60％ 綠花白千層 45〜65％ 埃及甜馬鬱蘭 40〜60％ 桉油醇迷迭香 40〜52％ 莎羅白樟 40〜50％ 月桂 35〜45％ 摩洛哥香桃木 25〜35％ 穗花薰衣草 20〜35％ 樟腦迷迭香 16〜24％ 桉油醇香桃木 12〜30％ 馬鞭草酮迷迭香 4〜18％

實用小站：成人與兒童必備精油

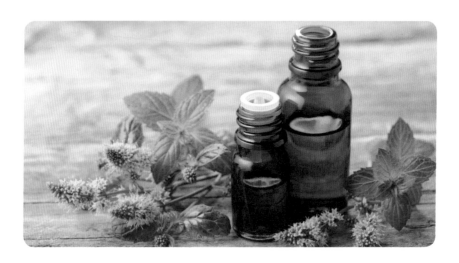

成人必備精油

　　幾款精油在手，滿足成人與兒童所有日常需求。幾種相同功效的精油，其實只要放一個在身邊即可。

精油	特性
茶樹 *Melaleuca alternifolia*	用途廣泛的抗生素、抗感染、殺菌、抗真菌（黴菌）
澳洲尤加利 *Eucalyptus radiata*	抗呼吸道感染、祛痰、分解黏液、增強抵抗力
桉油樟 *Cinnamomum camphora* 莎羅白樟 *Cinnamosma fragrans*	抗呼吸道感染、祛痰
真正薰衣草 *Lavandula angustifolia*	抗痙攣、舒緩、抗感染
超級醒目薰衣草 *Lavandula x burnatii*	抗痙攣、緩解肌肉抽筋症狀

錫蘭肉桂 *Cinnamomum verum*	止血、凝血、促進傷口癒合
岩玫瑰 *Cistus ladaniferu* 波旁天竺葵 *Pelargonium x asperum*	驅蟲、蚊蟲叮咬止血、凝血、促進傷口癒合
胡椒薄荷 *Mentha x piperita* 檸檬 *Citrus x limon*	幫助消化、止痛、殺菌
德國洋甘菊 *Matricaria chamomilla*	抗過敏、止癢、增強免疫力

兒童必備精油

以下精油適用於兒童與嬰兒，但要遵循用量限制。

· 3～10 歲的幼兒使用精油時，用量為成人的二分之一，也就是介於 5～10%。

· 1～3 歲的幼兒使用精油時，用量為成人的四分之一，也就是介於 2～5%

· 0～1 歲的嬰兒只在必要時才使用精油，而且只能微量，也就是選擇 2 種適用於兒童的精油，最多 1～2 滴，並以 10 毫升的植物油稀釋。

＊嬰幼兒使用精油時，最好調配 2 種不同的精油。這麼做可以減少每種精油比例，同時降低分子的效力（例如：與其同一種精油 4 滴，不如選擇 2 種不同精油各 2 滴）。

精油	特性
沉香醇百里香 *Thymus vulgaris*	抗菌、抗病毒、抗真菌、抗寄生蟲、驅蟲、增強免疫力

澳洲尤加利 *Eucalyptus radiata*	緩解呼吸道感染、祛痰、分解黏液、殺菌、抗真菌
桉油醇香桃木 *Myrtus communis CT cineole*	止咳良藥、處理呼吸道問題、鎮痙
橙花 *Citrus x aurantium*	鎮定、消毒
紅橘 *Citrus reticulata*	鎮定
真正薰衣草 *Lavandula angustifolia*	鎮定、消毒、抗感染
花梨木 *Aniba roseodora*	抗感染、皮膚消毒
德國洋甘菊 *Matricaria chamomilla*	抗過敏、止癢、增強免疫力

如何選擇精油？這些精油有哪些特性？

以下列出一些常見的精油，以主要的適應症分類，這麼一來，讀者在遇到後面章節提及的病症時，可以彈性替換擁有同樣特性的精油。

每一款提到的精油，都可以在標註的頁面中找到更詳細的資訊，包括：

· 拉丁學名。

· 生物化學分類與最主要的化學分子。

· 精油特性。

· 用法：如何使用、使用對象。

· 預防措施與禁忌。

　　請注意，分子濃度百分比可能因為土壤、氣候、產地等因素變動，變動值約在正負 20％之間。

圖示解說

 危險標誌（詳細內容會標註在符號旁）

 嬰兒與 3 歲以下幼兒禁止使用

 3～10 歲幼兒禁止使用

 孕婦與哺乳中婦女禁止使用

 塗抹用　　　　　 口服

 嗅吸　　　　　　 擴香

 10 歲以上兒童與成人可用

 3～10 歲幼兒可用

 嬰兒與 3 歲以下幼兒可用

抗感染、殺菌、抵抗病毒的精油

以下列出的精油都擁有對抗各種感染、殺菌、滅毒的特性，且大部分都能同時起到這三種作用。

除此之外，它們也幾乎都能抵抗真菌（處理黴菌感染的問題）。

抗感染、殺菌、抵抗病毒的精油

除了以上列出的精油外，還有一些精油可以專注改善呼吸道疾病。這些精油除了能抗病毒、殺菌、抗感染外，還有以下特性：

· 有效分解黏液（也就是能稀釋支氣管中的黏液，達到祛痰的作用）。

· 有效預防感冒，同時也能緩解症狀。

呼吸道相關精油

消炎精油

以下列出的精油主要能緩解關節發炎、風濕或皮膚發炎。

止痛精油

　　某些精油能緩解疼痛，例如關節、肌腱、肌肉或牙齒疼痛等。不同的分子會透過不同機制達到止痛效果。

　　有些精油能做到局部麻醉。例如丁香、錫蘭肉桂和月桂中的丁

香油酚就有局部麻醉和鎮痙的效果。

　　另一些精油則是藉由阻斷神經向大腦傳達痛覺訊息，例如樟腦迷迭香中的樟腦、真正薰衣草中的萜烯酯就能阻斷大腦接收訊息。

　　最後，還有一些精油是直接作用在大腦管理痛覺的區域。

　　最直接有效的止痛方式是用植物油稀釋後塗抹在局部皮膚上。

止痛精油

鎮痙精油

這一類精油通常也可以用來止痛（因為痙攣發生時會感到疼痛），特別是消化道肌肉痙攣、經痛或肌肉抽筋等狀況，能藉由鬆弛肌肉達到止痛效果。

依蘭 p.124

促進消化精油

所有具舒緩與鎮定痙攣效果的精油都能對消化系統起作用，特別是排氣。

某些精油能對胃部黏膜（舒緩疼痛）與胃口（刺激食慾）起作用。另一些則是針對肝臟（排毒，或是促進肝細胞再生）。

促進消化的精油
芫荽 p.78
龍蒿 p.81
薑 p.87
醒目薰衣草 p.92
胡椒薄荷 p.95
綠薄荷 p.96

針對肝臟的精油
檸檬精質 p.75
香桃木 p.98
馬鞭草酮迷迭香 p.112
芳樟醇百里香 p.121

另有一些精油如紅蘿蔔、藏茴香、小茴香都能促進消化，但本書中沒有多作介紹。

放鬆身心的精油

　　通常擁有鎮定痙攣效果的精油也都能舒緩神經系統，因此也會用來放鬆身心。

　　有舒緩效果的精油

　　羅馬洋甘菊 p.73

　　芫荽 p.78

　　乳香 p.80

　　真正薰衣草 p.91

　　甜馬鬱蘭 p.93

　　綠薄荷 p.96

　　沒藥 p.97

　　香桃木 p.98

　　穗甘松 p.99

　　苦橙 p.105

　　加拿大鐵杉 p.107

　　依蘭 p.124

處理皮膚問題的精油

這一類精油的特性不外乎促進傷口癒合、消炎或促進皮膚細胞再生。

除了這些效果外，抗氧化的特性也能預防皮膚老化，因此經常被用於保養品中。

另外，岩蘭草和德國洋甘菊的止癢效果也很優異。

處理皮膚問題的精油
德國洋甘菊 p.72
岩玫瑰 p.74
乳香 p.80
玫瑰天竺葵／波旁天竺葵 p.86
義大利永久花 p.88
真正薰衣草 p.91
沒藥 p.97
香桃木 p.98
廣藿香 p.104
沉香醇百里香 p.119
岩蘭草 p.123

激勵身心的精油

這一類精油能刺激神經系統，直接對腦下垂體或延腦起作用。

激勵身心的精油

促進循環的精油

這裡所談的是促進血液循環和淋巴循環的精油。

這一類精油作用的區域差異性很大。通常擁有以下幾種特性：

・稀釋血液（抗凝血）

・止血

・引流（消除血管或淋巴腫大）

‧透過以下幾種方式促進血液循環：

　1. 幫助血管擴張或降血壓。

　2. 幫助血管收縮（強化血管）。

　3. 提高溫度、增進循環。

抗凝血的精油

丁香 p.77

白珠（冬青）／芳香白珠 p.84

止血精油

岩玫瑰 p.74

玫瑰天竺葵／波旁天竺葵 p.86

促進淋巴引流的精油

絲柏 p.79

乳香 p.80

杜松 p.85

義大利永久花 p.88

香桃木 p.98

玫瑰草 p.103

廣藿香 p.104

所有擁有樟腦與香茅醇分子的精油

促進血液循環的精油

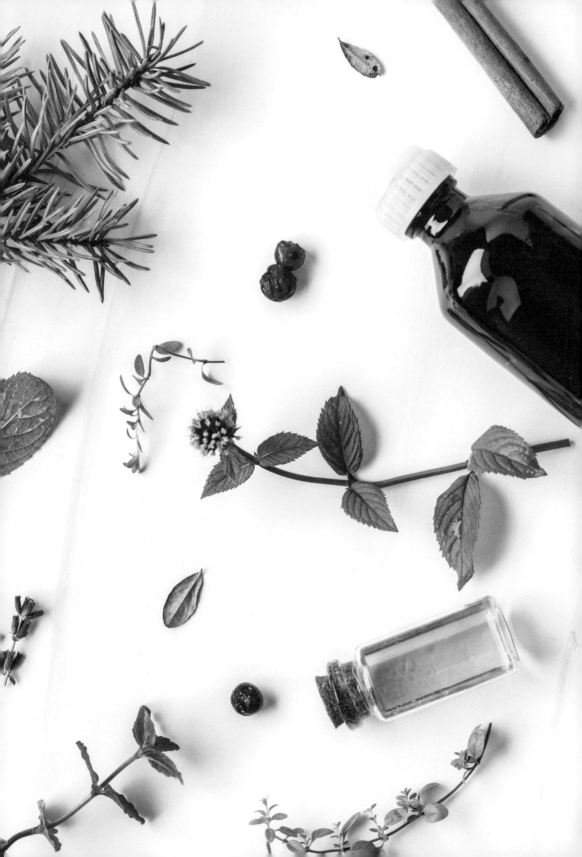

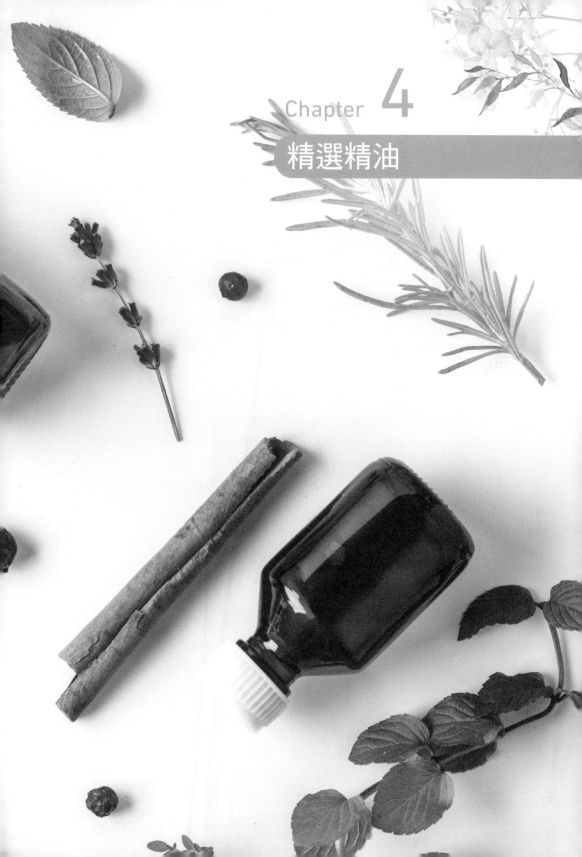

Chapter 4

精選精油

01 芳樟

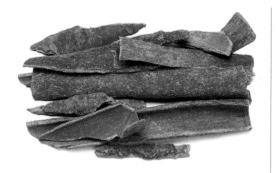

拉丁學名

Cinnamonum camphora CT linalol

主要化學成分

單萜醇：沉香醇 90～99%
萜烯酮：樟腦 2%

　　若產地為中國，也稱為中國月桂。好幾種精油是同一品種的樟樹萃取而來，但根據產地（中國、日本或馬達加斯加）、萃取部位（葉子或枝幹）不同，就有不同的俗名，且特性也會有異。

精油特性

· 抗支氣管、生殖器、尿道感染。

· 緊緻肌膚，促進皮膚再生：收斂毛孔。

· 強化神經系統。

使用指示

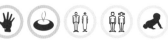

預防措施與禁忌

- 過敏體質可能會產生不良反應。

- 塗抹在皮膚上時，要先用植物油稀釋至 20%。

- 孕婦與哺乳中的婦女可以使用芳樟精油，但必須先用植物油稀
  釋到 20%以下。

- 嬰兒可使用，但需嚴格遵守用量限制。

- 請注意：孕婦與幼兒禁止使用樟樹精油（CT 樟腦），可能導致抽筋。

02 白千層

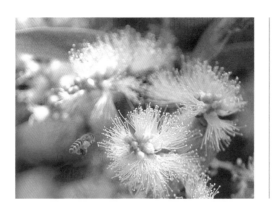

拉丁學名

Melaleuca cajuputi

主要化學成分

萜烯氧化物：1,8-桉油醇
　　70%
單萜醇：α-松油醇 10%
單萜烯：檸檬烯 10%

精油特性

- 抗病毒（肺部、泌尿、腸道）。
- 抗菌。
- 祛痰。
- 驅除害蟲。

使用指示

預防措施與禁忌

由於含有大量 1,8-桉油醇：

- 哮喘與癲癇患者不得使用
- 一定要稀釋後才能使用（最多 20%）
- 不得口服。
- 可能引發過敏反應（使用前先在手肘上測試）。

03 藍艾菊

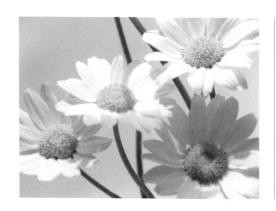

拉丁學名

Tanacetum Annuum L.

主要化學成分

單萜烯：香檜烯 20%、香葉
烯 16%
倍半萜：天藍烴 10%
酮：樟腦 7～15%

精油特性

· 消炎。

· 止癢。

· 抗過敏。

· 止痛。

使用指示

預防措施與禁忌

· 含樟腦分子，請小心使用。

· 不得口服、擴香，也不能直
  接吸入（含神經毒，且對黏
  膜過於刺激）。

· 對皮膚過於刺激，使用前需
  以植物油稀釋。

· 如果患有荷爾蒙相關的疾
  病，應避免使用。

04 德國洋甘菊

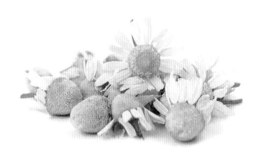

拉丁學名

Chamomilla recutita

主要化學成分

倍半萜 50～60％：β-菌綠
烯、母菊藍烴

精油特性

- 抗過敏（皮膚過敏或季節性
  過敏）。
- 止癢
- 消炎（皮膚、消化道、呼吸
  道）。

使用指示

預防措施與禁忌

- 不得口服。
- 具光敏性（使用後避免日
  曬）。
- 類雌激素（患有因雌激素失
  調疾病者應避免使用）。

勉強可以用於擴香，但需注意
用量，並與其他精油調香。
缺點：藍色的精油易沾染。

05 羅馬洋甘菊

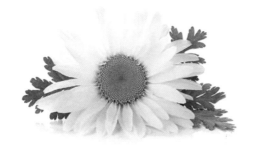

拉丁學名

Chamaemelum nobile 或
Anthemis nobilis

主要化學成分

乙酸丁基 80%：異丁酯、異
　戊酯
酮 10%：松香芹酮

精油特性

- 鎮定痙攣效果極佳（所有痙攣性疼痛）。
- 止痛（神經痛、肌肉痛）。
- 消炎。
- 舒緩、安眠。
- 建議用於遭受打擊、憂鬱發作、行為失調、煩躁等時刻。
- 麻醉前導。

使用指示

預防措施與禁忌

- 遵守用量限制。用量過多會造成暈眩。

06 岩玫瑰

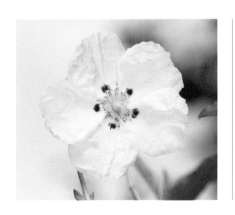

拉丁學名

Cystus ladaniferus

主要化學成分

單萜烯：α-蒎烯 50％
倍半萜醇：綠花白千層醇 10％
萜烯酯：乙酸龍腦酯 5％

精油特性

- 抵抗病毒（幼兒疾病、自身
  免疫）
- 抗菌。
- 止血（鼻血、創傷等）。
- 可直接用於皮膚上。
- 促進傷口癒合（促進肌膚再
  生，適用於所有傷口）。
- 抗動脈發炎（處理各種動脈
  炎疼痛）。

使用指示

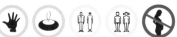

預防措施與禁忌

- 患有哮喘、癲癇或服用抗凝
  血藥物的患者遵循醫囑使用。
- 對皮膚過於刺激，務必以植
  物油稀釋後再使用（最多
  20％的精油）
- 可能引發過敏，有過敏性體
  質的人使用前應先在手肘上
  測試。

07 檸檬精質

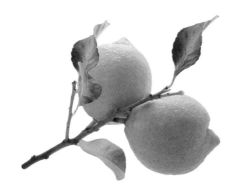

拉丁學名

Citrus limon

主要化學成分

萜烯：檸檬烯 70％、β-蒎烯 10％、松油烯 10％
萜烯醛：檸檬醛 3％

精油特性

- 淨化空氣。
- 殺菌。
- 抗真菌
- 為肝臟排毒、保護肝臟。
- 緩解焦慮。
- 緩解噁心感（孕吐或暈車）。

使用指示

預防措施與禁忌

- 服用抗凝血藥物的患者禁止使用。
- 對皮膚過於刺激，務必以植物油稀釋後再使用（最多 20％的精油）
- 具光敏性：使用後應避免日曬，以防不良反應。
- 含腎臟毒：口服勿過量或長期使用。
- 嬰兒可用，遵守用量即可。
- 孕期滿三個月的孕婦可用。

08 錫蘭香茅

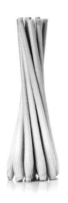

拉丁學名

Cymbopogon nardus

主要化學成分

萜烯醇：香茅醇 35%
萜烯醛：香茅醛 15%
萜烯酯：香葉酯 15%

精油特性

- 驅蚊。
- 淨化空氣。
- 抗感染。
- 局部皮膚消炎。
- 鎮痙。

使用指示

  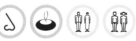

預防措施與禁忌

- 刺激皮膚與黏膜：使用前要以植物油稀釋（精油濃度最多 20%）。
- 不能直接口服，但可以用於料理增添香氣。
- 患有哮喘的病人應先諮詢醫生意見。

09 丁香

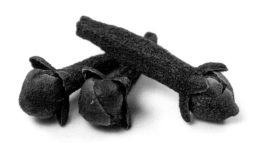

拉丁學名

Eugenia caryophyllata

主要化學成分

酚：丁香油酚 80%
酯：乙酸丁香酚酯 20%

精油特性

- 抵抗感染效果佳（尿道、陰道、腸道）。
- 止痛（局部麻醉），牙齒疼痛、口腔潰瘍、齒齦炎都可以使用。
- 抗血小板凝集（抗凝血）。
- 消炎。
- 抗黴菌感染／抗真菌（真菌、念珠菌）。
- 鎮痙。
- 強化子宮機能（加速分娩）。

使用指示

   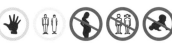

預防措施與禁忌

- 過量使用時具肝毒性。
- 服用抗凝血藥物或是有凝血問題的人都不可使用。
- 高血壓病患不得使用（可能會影響血壓）。
- 對皮膚極為刺激。使用前一定要以其他精油或植物油稀釋，濃度只能在 5% 以下。

10 芫荽

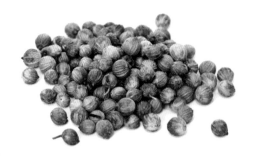

拉丁學名

Coriandrum sativum

主要化學成分

萜烯醇：沉香醇 60%
單萜烯：對繖花烴 10%
酮：樟腦酮 6%

精油特性

- 強化消化系統（幫助消化、排氣）。
- 抗感染（膀胱炎、腸炎等）。
- 舒緩、放鬆。
- 止痛（減少痛覺傳達）。

使用指示

預防措施與禁忌

- 長期大量使用會毒害腎臟。
- 刺激皮膚，需以植物油稀釋。
- 不建議患有哮喘或心臟疾病的人使用。
- 可能引發過敏反應，過敏體質需先在手肘測試過後再使用。
- 擴香用量不能太多。需與其他精油調香，濃度最高10%。

11 絲柏

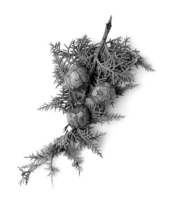

拉丁學名

Cupressus sempivirens

主要化學成分

單萜烯：蒎烯 70 %、莰烯 20%
萜烯醇：雪松醇 8%

精油特性

- 祛痰。
- 促進淋巴循環。
- 消炎。
- 抗病毒。
- 抗真菌。

使用指示

預防措施與禁忌

- 患有荷爾蒙相關疾病的人不得使用。
- 癲癇患者不得使用。
- 特殊情況下可以口服，但不能長期服用，並且要先以植物油稀釋（精油濃度最高 20%）
- 對皮膚過於刺激，務必以植物油稀釋後再使用（最多 20%的精油）。
- 有過敏性體質的人使用前應先在手肘上測試。

12 乳香

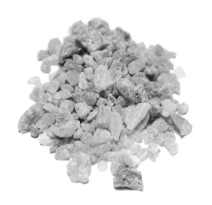

拉丁學名

Boswellia carterii

主要化學成分

萜烯：α-蒎烯 30％、檸檬烯 20％、香葉烯 15％

精油特性

- 抵抗支氣管與皮膚感染。
- 緩解關節發炎症狀。
- 消腫。
- 靜坐時可用來放鬆身心。

使用指示

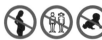

預防措施與禁忌

- 哮喘與癲癇患者不得使用。
- 特殊情況下可以口服，但不能長期服用，並且要先以植物油稀釋（精油濃度最高以 20％為限）。
- 對皮膚過於刺激，務必以植物油稀釋後再使用（最多 20％的精油）。
- 可能引發過敏，有過敏性體質的人使用前應先在手肘上測試。

13 龍蒿

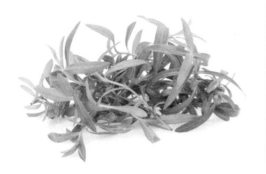

拉丁學名

Artemisia dracunculus

主要化學成分

萜烯酯：甲基胡椒酚 80％
萜烯：羅勒烯 15％

精油特性

- 強效鎮痙：腸胃、月經、肌肉痙攣。
- 食慾：刺激消化液分泌，提升消化能力。
- 緩解噁心感。
- 抗過敏：緩解過敏症狀（噴嚏）。

使用指示

預防措施與禁忌

- 鑑於甲基胡椒酚含量高，服用抗凝血藥物期間不得使用。
- 只能少量口服，療程盡量縮短，大量使用甲基胡椒酚對肝臟有害，但可以用於料理。
- 可能引發過敏反應，使用前先在手肘內側測試。

14 藍膠尤加利、史密斯尤加利、澳洲尤加利

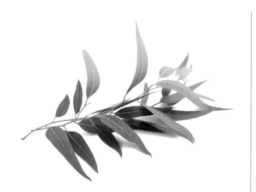

拉丁學名

Eucalyptus globulus
Eucalyptus smithii
Eucalyptus radiata

主要化學成分

萜烯氧化物、萜烯醇
藍膠尤加利：1,8-桉油醇 85%、
　　α-蒎烯 12%
史密斯尤加利：1,8-桉油醇
　　80%、α-蒎烯 10%
澳洲尤加利：1,8-桉油醇 70%、
　　蒎烯 10%、松油醇 10%

　　尤加利的品種很多，這裡列出的三種尤加利特性相近，唯有內含的
1,8-桉油醇分子數量不同。

精油特性

- 祛痰。　　・增強免疫力。
- 殺菌。　　・消炎。
- 抗病毒。

使用指示

預防措施與禁忌

- 哮喘患者嚴禁使用所有品種
  的尤加利精油。
- 用於聞嗅時，最好選擇澳洲
  尤加利，1,8-桉油醇的含量
  較少。
- 幼兒（10 歲以下）和嬰兒
  只能用澳洲尤加利。

15 檸檬尤加利

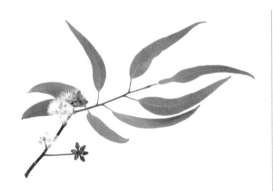

拉丁學名

Eucalyptus citriodora

主要化學成分

萜烯醛：香茅醛 75%
醇：香茅醇 7%

　　雖是另一品種的尤加利，但化學型非常不同，這支精油經常用於驅蟲（和香茅相近），但也可以用來緩解關節發炎。

精油特性

・消炎（作用於關節和肌腱）。
・止痛。
・抗感染。
・驅蟲（防蟎）。
・驅蚊。

使用指示

預防措施與禁忌

・刺激皮膚，最好與另一支精油和植物油調合。
・避免擴香，但可嗅吸。
・孕婦和幼兒可用（最多 10%），嬰兒則最多 5%，必須先和植物油調合。

16 白珠（冬青）／芳香白珠

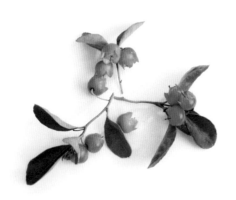

拉丁學名

Gaultheria procumbens

主要化學成分

萜烯酯：水楊酸甲酯 98％

精油特性

- 消炎（肌腱、關節發炎……）
- 鎮定痙攣（抽筋、肌肉攣縮）。
- 止痛（運動引發的疼痛）。
- 抗凝血。

使用指示

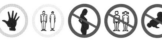

預防措施與禁忌

- 服用抗凝血藥物時不得使用。

- 對阿斯匹靈過敏的人不得使用（水楊酸甲酯與阿斯匹靈中的水楊酸相似）。
- 有腹瀉問題和消化性潰瘍問題的人不得使用。
- 哮喘患者不得使用。
- （因抗凝血特性）手術前不得使用。
- 對皮膚過於刺激，務必以植物油稀釋後再使用。
- 可能引發過敏反應，使用前應先於手肘內側測試。

17 杜松

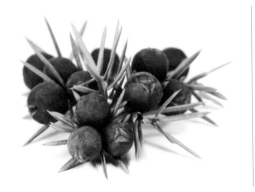

拉丁學名

Juniperus communis

主要化學成分

萜烯：蒎烯、松油烯、（香）
　　檜烯、香葉烯 80%
萜烯醇：松油醇 8%

精油特性

- 殺菌。
- 祛痰。
- 消炎（關節、肌腱、肌肉、
  呼吸道）。
- 抗黴菌（真菌）。
- 消腫（幫助腎臟排水：消水
  腫、血腫、橘皮）。
- 幫助循環（刺激血液和淋巴
  循環）。

使用指示

預防措施與禁忌

- 腎臟病患者不得使用。
- 患有荷爾蒙相關疾病者不得
  使用。
- 不能單方擴香，必須與其他
  精油調合，用量不可太多。
- 不可單獨服用（務必滴在介
  質上，如蜂蜜、麵包或糖
  等）。
- 不可長期使用，杜松精油大
  量使用時會產生神經毒。

18 玫瑰天竺葵／波旁天竺葵

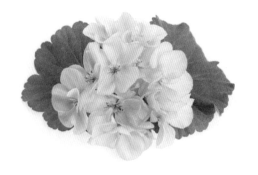

拉丁學名

Pelargonium asperum

主要化學成分

萜烯醇：香茅醇 25％、牻牛
　　兒醇 20％、沉香醇 15％
萜烯醛：檸檬醛 10％

精油特性

- 抗感染（幼兒皮膚感染）。
- 抗真菌。
- 消炎。
- 止血。
- 強化皮膚、促進傷口癒合。

使用指示

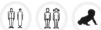

預防措施與禁忌

- 對皮膚過於刺激，使用前需
  用植物油稀釋。
- 癲癇患者不得使用。
- 可用於嬰兒，但務必遵守建
  議用量。

19 薑

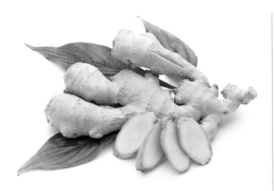

拉丁學名

Zingiber officinale

主要化學成分

倍半萜烯：薑烯及沒藥烯
　　50%、薑黃烯 20%
萜烯：莰烯 10%

精油特性

- 幫助消化。
- 緩解噁心感（孕吐或暈車）。
- 消炎（關節或肌肉疼痛）。
- 強化神經系統。

使用指示

 幼兒與嬰兒可使用，須嚴
格遵守用量限制。

預防措施與禁忌

- 服用抗凝血藥物期間與手術前都不得使用。
- 孕期 3 個月以上的孕婦才能使用。
- 幼兒和嬰兒使用時要嚴格遵守用量限制，不可經常使用。
- 對皮膚過於刺激，塗抹前最好先用植物油稀釋。

20 義大利永久花

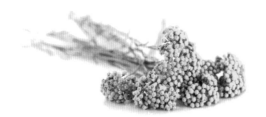

拉丁學名

Helichrysum italicum

主要化學成分

酯：橙花乙酸酯 40%
倍半萜：γ-薑黃烯 20%
單萜烯：蒎烯 15%

精油特性

- 散瘀（所有創傷，甚至是心理遭受打擊）。
- 促進傷口癒合（術後復原）。
- 殺菌。
- 增進循環（酒渣鼻、妊娠紋）。
- 消腫。

預防措施與禁忌

- 服用抗凝血藥物期間與手術前都不得使用。
- 受傷後可直接用於皮膚上。
- 幼兒、嬰兒與孕婦使用時要用植物油稀釋（嬰兒濃度 10%、幼兒 15%、孕婦 30%），療程不得過長。

使用指示

21 月桂

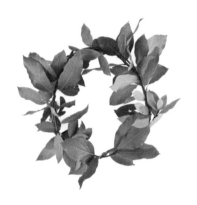

拉丁學名

Laurus nobilis

主要化學成分

萜烯氧化物：1,8-桉油醇 40
　～60%
萜烯醇：沉香醇、松油醇 10
　～20%
萜烯：α-蒎烯 10%、（香）
　檜烯 10%

精油特性

・抗呼吸道感染。

・祛痰、分解黏液。

・抗痙攣（腸道、月經）。

・止痛（含有一點丁香油酚，
　止痛能力佳，適用於牙痛、
　蛀牙、口腔潰瘍等）

・緩和情緒。

使用指示

擴香時需注意

預防措施與禁忌

・幼兒與嬰兒只能以擴香的方
　式使用，並且須與其他精油
　調合，濃度最高 5%。

・哮喘與癲癇患者禁止大量使
　用。

・療程不能太長。

・對皮膚過於刺激，務必以植
　物油稀釋後再使用（20%的
　精油）

・可能引發過敏，使用前應先
　在手肘內側測試。

22 穗花薰衣草

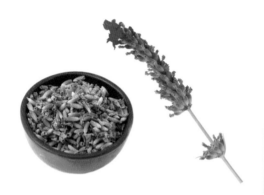

拉丁學名

Lavandula latifolia spica（或
medikus）

主要化學成分

萜烯氧化物：1,8-桉油醇
　　35%
萜烯醇：沉香醇 30%
萜烯酮：樟腦 10～15%

　　家庭藥箱中必備的精油，有效緩解蚊蟲叮咬與燒燙傷。處理蚊蟲叮
咬的問題，穗花薰衣草比真正薰衣草更快見效。

精油特性

- 抗動物毒液：緩解各種叮咬
  （蜜蜂、蛇、水母等）
- 緩解關節疼痛。
- 抗感染。
- 舒緩肌肉攣縮。
- 祛痰。
- 強化神經。

預防措施與禁忌

- 由於樟腦含量低（＜10%），
  3 歲以下幼童、嬰兒、孕婦
  遭蚊蟲叮咬後，必要時可以
  使用穗花薰衣草精油緩解。
  用量要少，且只在緊急時使
  用。
- 請注意：用量過多時，可能
  引發心悸。只要遵守用量限
  制，穗花薰衣草基本上沒有
  任何危險。

使用指示

   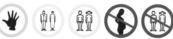

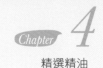

23 真正薰衣草

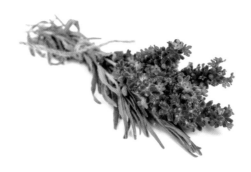

拉丁學名

Lavandula augustifolia 或 *officinalis*

別名

Lavande vraie, lavande fine, lavande
officinale, lavande maillette
以上四種別名都是指同一品種
薰衣草

主要化學成分

萜烯酯：乙酸沉香酯、乙酸薰
　　　衣草酯 55%
萜烯醇：沉香醇 35%

在不同地區生長的薰衣草（栽種或野生），化學型和特性就不一樣。

薰衣草絕對是不可或缺的精油。由於特性多元且幾乎無毒，無論用在任何症狀上都很安全。

精油特性

- 鎮痙。
- 舒緩。
- 消毒。
- 修復傷口。
- 止痛。
- 緩和情緒（壓力、焦慮、失眠等）。
- 驅蟲（有效對付蜱蟲與頭蝨）。
- 提高專注力。

使用指示

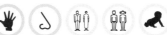

可以直接應用於皮膚上，例如處理燒燙傷時。

預防措施與禁忌

沒有禁忌。嬰兒也可以使用，但要遵守用量指示。

24 醒目薰衣草

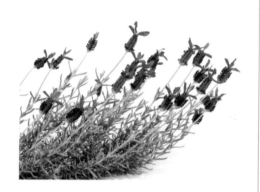

拉丁學名

Lavandula clone super（或
hybrida、*burnatii*）
Lavandula abrialis
Lavandula grosso

主要化學成分

酯、醇、酮、萜烯
超級醒目薰衣草：沉香酯 45％
、沉香醇 40％、樟腦 5％
亞碧拉醒目薰衣草：沉香醇 40
％、沉香酯 30％、樟腦 10％
葛羅索醒目薰衣草：沉香酯 40
％、沉香醇 40％、樟腦 10％

　　醒目薰衣草是真正薰衣草和穗花薰衣草配種後的新品種。通常在低海拔地區種植。一般用於香水、保養品和清潔用品中。存在多個品種，常見的是超級（super）、亞碧拉（abrial）、葛羅索（grosso）三種，特性相近，但化學型略有不同。

精油特性

· 鎮痙。

· 舒緩肌肉攣縮。

· 壓力、焦慮。

· 止痛。

· 消化。

使用指示

運動前幫助熱身

預防措施與禁忌

內含樟腦，雖然量不多，但是對幼兒和孕婦來說，還是使用真正薰衣草為佳。

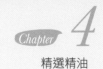
25 甜馬鬱蘭

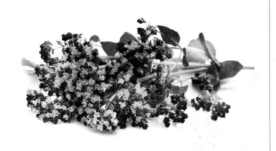

拉丁學名

Origanum majorana

主要化學成分

萜烯醇：松油烯-4-醇、沉香
　　醇、芳樟醇 50％
萜烯：松油烯、對繖花烴
　　40％

精油特性

- 緩和情緒、抗焦慮（失眠、
　壓力過大）。
- 平衡情緒（根據需求可以刺
　激或緩和情緒）。
- 抗各種感染（尿道、支氣
　管、腸道）。
- 抗病毒（疱疹）。
- 鎮痙（肌肉攣縮、落枕）。

使用指示

預防措施與禁忌

- 低血壓者禁止使用。
- 幼兒與嬰兒使用前須與
　90％的植物油調合（精油
　10％）。
- 孕婦可用，但須與植物油調
　合（最多15％的精油）。
- 短期療程中若用量過大，可
　能會造成嗜睡或暈眩。
- 勿與埃及甜馬鬱蘭搞混。埃
　及甜馬鬱蘭的化學成分主要
　是 1,8-桉油醇，可為肺部殺
　菌。

26 野薄荷

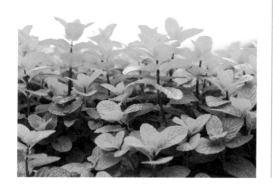

拉丁學名

Mentha arvensis

主要化學成分

萜烯醇：薄荷醇 60％

萜烯酮：薄荷酮 22％、異薄
荷酮 13％

萜烯氧化物：1,8-桉油醇
5％

精油特性

· 止痛。

· 局部麻醉（創傷後冷療）。

· 消炎。

使用指示

由於薄荷酮含量頗高，所以常
用於止痛，但也可以用來製造
牙膏和口香糖。

預防措施與禁忌

· 患有荷爾蒙相關疾病者應避
免使用。

· 具腎毒性：勿大量使用。

· 具肝毒性：罹患肝或膽疾病
者禁止使用。

· 患有心血管疾病或高血壓者
禁止使用。

· 絕不直接擴香或直接嗅吸。

· 刺激眼睛與黏膜。

27 胡椒薄荷

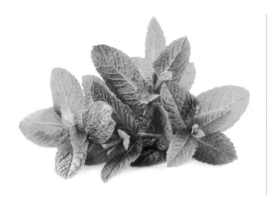

拉丁學名

Mentha piperita

主要化學成分

萜烯醇：薄荷醇 40～55%
萜烯酮：薄荷酮 30%、異薄荷酮 10%
萜烯：檸檬烯、蒎烯 5～10%
萜烯氧化物：1,8-桉油醇 5～10%

精油特性

- 抗感染。
- 幫助消化，緩解痙攣（消化道、腸道痙攣）。
- 止痛、局部麻醉（肌肉、神經），特別是野薄荷（薄荷醇含量更高）。
- 緩解偏頭痛。
- 強化神經系統（加強專注力與警戒力）。
- 止咳。

使用指示

預防措施與禁忌

- 患有與荷爾蒙相關疾病者應避免使用。
- 具腎毒性：勿大量使用。
- 具肝毒性：罹患肝或膽疾病者禁止使用。
- 患有心血管疾病或高血壓者禁止使用。
- 絕不直接擴香或直接嗅吸。
- 對眼睛與黏膜很刺激。

28 綠薄荷

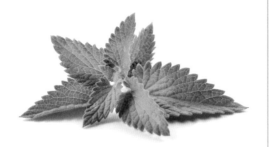

拉丁學名

Mentha spicata

主要化學成分

萜烯酮：香旱芹酮 75%
單萜烯：檸檬烯 25%

精油特性

- 消炎。
- 抗病毒（有效對抗疱疹）。
- 祛痰。
- 利膽（幫助脂肪消化）。
- 舒緩。

使用指示

  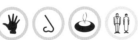

預防措施與禁忌

- 具肝毒性：罹患肝或膽疾病者禁止使用。
- 不得直接用於擴香或嗅吸（應與其他精油混合，最高10%）。
- 患有與荷爾蒙相關疾病者應避免使用。
- 對皮膚有刺激性。

29 沒藥

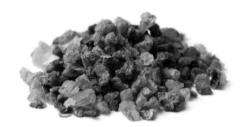

拉丁學名

Commiphora myrrha

主要化學成分

倍半萜：欖香烯、異蘭烯 50％
酮：甲基異丁基酮 5％

精油特性

- 消炎（口潰瘍、齒齦炎等）。
- 強效止痛（局部麻醉、關節疼痛）。
- 修復皮膚（痤瘡、壓力性潰瘍、腿部潰瘍）。
- 緩和心靈。

使用指示

預防措施與禁忌

- 使用前須以植物油稀釋，最高以 20％的精油為限。
- 擴香時，須與其他精油調合（最多 5％）。
- 齒齦炎或口腔潰瘍時，直接將與植物油調合過的精油塗抹於嘴巴裡（20％的精油＋80％植物油）。

30 香桃木

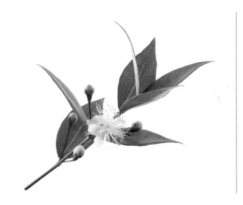

拉丁學名

Myrtus communis CT cineole

主要化學成分

萜烯氧化物：1,8-桉油醇
30～50%
萜烯：α-蒎烯 25%、檸檬
烯 7%
萜烯醇：沉香醇、松油醇
10%

精油特性

- 抗肺部細菌感染。
- 分解黏液。
- 舒緩身心（助眠）。
- 緊緻肌膚。
- 護肝（保護肝細胞）。

使用指示

預防措施與禁忌

- 哮喘與癲癇患者不得使用。
- 大量服用時具腎毒性：內服
  時間不得太長，且只能少量
  服用。
- 嬰兒與孕婦可用（孕期 3 個
  月以上）（最多 10% 的精
  油）。
- 對皮膚過於刺激，須以植物
  油稀釋（精油濃度最高
  20%）。

31 穗甘松

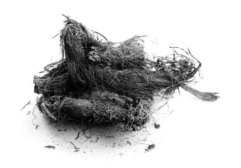

拉丁學名

Nardostachys jatamansi

主要化學成分

倍半萜醇：廣藿香醇、纈草
　萘烯醇 30％
倍半萜烯：白菖烯 10～30％
倍半萜酮：纈草酮 5％

精油特性

・舒緩、安眠（經常用於安撫
　臨終者）。
・緩解焦慮。
・穩定心跳與呼吸頻率。
・強化血管（促進血液循環）。

使用指示

 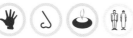

預防措施與禁忌

・患有與雌激素相關疾病者不
　得使用（此精油有類雌激素
　作用）。
・哮喘與癲癇患者不得使用。
・對皮膚過於刺激，務必稀釋
　後再使用（20％精油、80％
　植物油）。
・孕婦與幼兒必要時可使用此
　精油，但只能用於擴香，並
　要先和其他精油調合，其中
　穗甘松精油不得超過 5％。

32 橙花

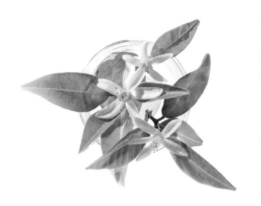

拉丁學名

Citrus aurentium

主要化學成分

醇：沉香醇、牻牛兒醇、橙
花醇 40％
萜烯：檸檬烯 20％
酯：橙花酯、香葉酯、沉香
酯 15％

精油特性

- 平衡情緒。
- 抗憂鬱。
- 降血壓。
- 鎮靜。
- 抗痙攣（抽筋、肌肉攣縮、
  消化道痙攣）。

使用指示

    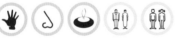

預防措施與禁忌

- 對皮膚過於刺激，使用前應
  先稀釋。
- 可能引發過敏反應，使用前
  應先於手肘內側測試。
- 孕期 3 個月以上的孕婦與嬰
  兒可用於擴香（最多 5％）。
- 擴香前最好先（和其他柑橘
  類精油）稀釋，濃度最高
  5％。

33 綠花白千層

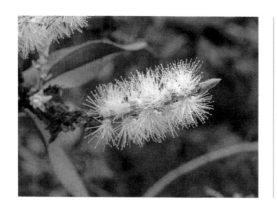

拉丁學名

Melaleuca quinquenervia

主要化學成分

萜烯氧化物：1,8-桉油醇 65%

萜烯：α-蒎烯、檸檬烯 15～20%

萜烯醇：α-松油醇 10%

精油特性

- 抗病毒。
- 抗菌。
- 祛痰、分解黏液。
- 消炎。

使用指示

預防措施與禁忌

近期研究顯示，這種精油（被廣泛使用）會影響內分泌，因此最好避免頻繁使用。

- 患有與荷爾蒙相關疾病者禁止使用。
- 對皮膚過於刺激，務必以植物油稀釋後再使用。
- 哮喘與癲癇患者只能少量使用，且需遵循醫囑。
- 3～10 歲幼兒，少量使用（最多 5%），且須與其他精油調合（1,8-桉油醇含量高，絕對不能單獨使用）。

34 野馬鬱蘭

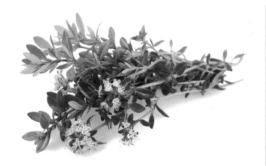

拉丁學名

Origanum compactum

主要化學成分

酚：香荊芹酚、百里香酚 60%

萜烯：對繖花烴 20%

萜烯醇：沉香醇、松油烯-4-醇 10～20%

精油特性

- 廣泛抗菌（膀胱炎、支氣管炎、扁桃腺炎）。
- 抗尿道、腎、腸道、皮膚、陰道等感染。
- 抗病毒。
- 增強免疫力、增強體力（消除疲勞……）。
- 抗痙攣（尿道與消化道痙攣）。
- 分解黏液、驅蟲。

使用指示

預防措施與禁忌

- 哮喘與癲癇患者禁止使用。
- 對皮膚過於刺激，須以植物油稀釋（精油濃度最高 5%）。
- 孕婦可用於擴香，但濃度最高 5%。
- 絕不以單方擴香（最多 5%）。
- 可能引發過敏反應，過敏體質者使用前應先於手肘內側測試。

35 玫瑰草

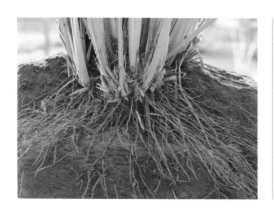

拉丁學名

Cymbopogon martinii

主要化學成分

醇：牻牛兒醇、沉香醇 80％
酯：香葉酯 15％

又稱印度天竺葵，兩者花形和成分都很相似。

精油特性

- 抗感染能力佳，用途廣。
- 抗真菌（各種真菌、黴菌）。
- 強化子宮機能（刺激子宮收縮）。
- 促進淋巴循環（浮腫、乳房囊腫、橘皮）。

預防措施與禁忌

- 孕婦可用於催生，但須有醫生處方。
- 患有哮喘者應避免使用。
- 可能引發過敏，塗抹於皮膚前應先在手肘內側測試。

使用指示

36 廣藿香

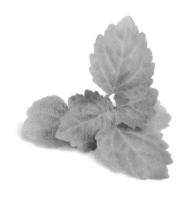

拉丁學名

Pogostemon cablin

主要化學成分

倍半萜：天竺薄荷烯、α-
癒創木烯、布黎烯 60%
倍半萜醇：廣藿香醇 20%

精油特性

- 消炎（座瘡、乾癬、龜
  裂……）
- 促進血液循環：痔瘡、靜脈
  曲張、血腫、下肢腫脹。
- 激勵身心。

使用指示

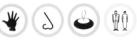

預防措施與禁忌

- 患有與雌激素相關疾病者不
  得使用（此精油有類雌激素
  作用）。
- 少量使用（令人暈眩的氣
  味）。
- 孕婦、幼兒和嬰兒可用於擴
  香，但用量不能太高（最多
  5%）。

37 苦橙

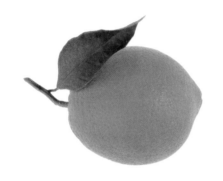

拉丁學名

Citrus aurantium ssp amara
萃取自苦橙葉

主要化學成分

酯：乙酸沉香酯 60%
萜烯醇：沉香醇 30%、松油
　　醇 9%

精油特性

- 鎮痙（所有痙攣：神經、婦
　科……）
- 平衡情緒（緩和神經緊繃）。
- 舒緩壓力。
- 消炎（肌肉骨骼、皮膚）。

使用指示

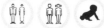

預防措施與禁忌

- 孕期 3 個月以上的孕婦與嬰
　兒都可使用。
- 可能引發過敏，使用前應先
　在手肘內側測試。
- 沒有特別禁忌。很好運用的
　精油。

38 歐洲赤松

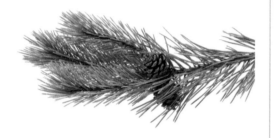

拉丁學名

Pinus pinaster

主要化學成分

萜烯類：α-蒎烯、檸檬烯
　　70〜80%
萜烯酯：乙酸龍腦酯 5〜
　　10%

精油特性

- 祛痰、分解黏液（稀釋支氣
  管黏液）。
- 防止支氣管細菌感染、消
  炎。
- 淨化空氣。
- 強化身心
- 提升身體機能。

使用指示

 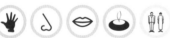

預防措施與禁忌

- 易刺激皮膚與黏膜，塗抹或
  擴香前須先與植物油調合稀
  釋到 20%
- 具腎毒性，患有腎臟疾病者
  禁止使用。
- 哮喘與癲癇患者禁止使用。
- 療程不能太長。
- 只在必要的情況下口服。
- 孕期 3 個月以上的孕婦與幼
  兒（3 歲以上）可用於擴
  香。

請注意：松樹的品種分為好幾
種，其中一些含有樟腦。

39 加拿大鐵杉

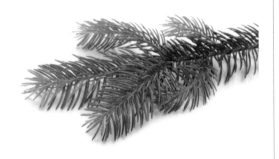

拉丁學名

Tsuga canadensis

主要化學成分

萜烯：α-蒎烯、莰烯、檸
檬烯
萜烯酯：乙酸龍腦酯

精油特性

- 祛痰、分解黏液。
- 平衡情緒、找回自信。
- 抗憂鬱（經常用於安寧緩和
  醫療）。
- 強化激勵身心。
- 淨化空氣。

使用指示

預防措施與禁忌

- 哮喘與癲癇患者禁止使用。
- 對皮膚過於刺激，使用前應
  先稀釋。
- 可能引發過敏反應，有過敏
  體質者使用前應先於手肘內
  側測試。
- 注意類可體松（壓力荷爾
  蒙）作用。

40 桉油樟

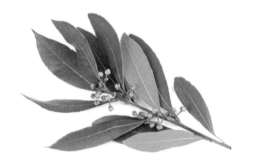

拉丁學名

Cinnamomum camphora CT cineole

主要化學成分

萜烯氧化物：1,8-桉油醇 65%

萜烯：（香）檜烯 15%
萜烯醇：沉香醇 10%

一種樟樹，產自馬達加斯加。

精油特性

・祛痰、清淨呼吸道。

・抗病毒（疱疹、帶狀疱疹）。

・增強免疫力。

・抗菌（用途廣泛）。

・有效預防流行性感冒。

使用指示

   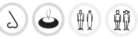

嬰兒與孕期 3 個月以上的孕婦遵守用量即可使用。

雖然是萃取自樟樹的精油，但桉油樟中不應含有樟腦。

預防措施與禁忌

・哮喘與癲癇患者使用時要注意用量。

・長期使用時，需注意對其他藥物的影響。

‖ 迷迭香 ‖

　　迷迭香的產地眾多，根據不同的產地（摩洛哥、突尼西亞、法國普羅旺斯、法國科西嘉島、葡萄牙），化學型與特性就有差異。

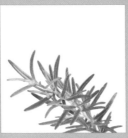

桉油醇迷迭香

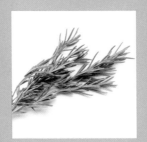

樟腦迷迭香

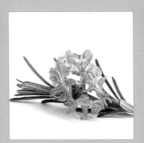

馬鞭草酮迷迭香

41 桉油醇迷迭香

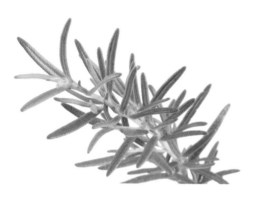

拉丁學名

Rosmarinus officinalis CT 1-8 cineole

主要化學成分

萜烯氧化物：1,8-桉油醇 65%
萜烯醇：龍腦 10%
萜烯酯：乙酸龍腦酯 5%

含有 1,8-桉油醇的迷迭香產自摩洛哥與突尼西亞。

精油特性

- 祛痰。
- 強化呼吸系統。
- 抗感染。
- 抗病毒。
- 抗菌。
- 緩解關節疼痛。
- 幫助血管擴張。

使用指示

預防措施與禁忌

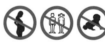

 含有樟腦成分，請小心！

- 對皮膚過於刺激，用於塗抹時須先稀釋（精油濃度最高 20%）。
- 大量使用時會產生神經毒與肝毒，禁止患有神經疾病與肝病者使用。

42 樟腦迷迭香

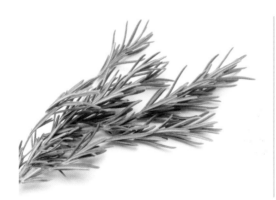

拉丁學名

Rosmarinus officinalis CT camphora

主要化學成分

萜烯酮：樟腦 30％
萜烯：莰烯、α-蒎烯 35％
萜烯氧化物：1,8-桉油醇 30％

樟腦迷迭香產自普羅旺斯、西班牙和葡萄牙。

精油特性

- 肌肉：運動前暖身。
- 止痛、鬆弛肌肉、緩和抽筋。
- 緩和關節疼痛。
- 促進血液循環。
- 抗支氣管感染（養護支氣管）。
- 消炎。

使用指示

預防措施與禁忌

 含有樟腦成分，請小心！

- 含有樟腦（神經毒）。
- 荷爾蒙相關癌症患者禁止使用。
- 血壓過高時禁止使用。
- 哮喘患者不得使用。

43 馬鞭草酮迷迭香

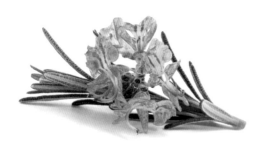

拉丁學名

Rosmarinus officinalis CT verbenone

主要化學成分

萜烯：莰烯、蒎烯 35%
萜烯酮：馬鞭草酮、樟腦酮 35%
萜烯氧化物：1,8-桉油醇 20%

此品種主要產於科西嘉島

精油特性

- 疏肝行氣（馬鞭草酮作用）。
- 分解脂肪（分解血脂）。
- 抗耳鼻喉感染（鼻竇炎、中耳炎、支氣管炎）。
- 強化神經系統。

使用指示

預防措施與禁忌

 含有樟腦成分，請小心！

- 患有乳癌、子宮癌者禁止使用。
- 哮喘患者不得使用。
- 對皮膚過於刺激，使用前務必以植物油稀釋（最多 20%）。

44 莎羅白樟

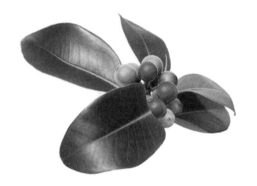

拉丁學名

Cinnamosma fragrans baillon

主要化學成分

萜烯氧化物：1,8-桉油醇
　50%
單萜烯：蒎烯、（香）檜烯
　20%、檸檬烯 10%
成分與桉油樟相似

精油特性

- 抗感染（肺部、尿道、腸道）。
- 祛痰、分解黏液。
- 抗菌、抗病毒。
- 激勵身心、強化神經。
- 增強免疫力（流行性感冒、疱疹、帶狀疱疹）。

使用指示

預防措施與禁忌

- 對皮膚過於刺激，使用前先用植物油稀釋（精油濃度最高 30%）。
- 可直接用於疱疹上。
- 哮喘與癲癇患者用量不得過多。
- 孕期 3 個月以上的孕婦、3 個月以上的嬰兒可用於擴香（濃度最高 10%）。

45 冬季香薄荷

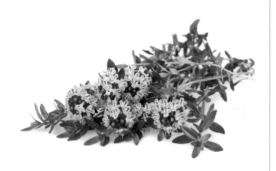

拉丁學名

Satureja montana

主要化學成分

酚類：香荊芹酚、百里香酚
50%
萜烯：對繖花烴、γ-萜品
烯 20%

精油特性

- 抗感染能力強（尿道、腸
  道、肺部……）。
- 激勵身心。
- 鎮痙。
- 止痛（減少痛覺傳達）。

使用指示

預防措施與禁忌

- 對皮膚與黏膜極為刺激，無
  論用於皮膚或擴香，使用前
  務必稀釋（濃度最高
  10%）。
- 哮喘與癲癇患者禁止使用。
- 必要時，在持有醫生處方的
  情況下可以口服。
- 可用於料理調味，但只能在
  油脂中少量使用。
- 大量使用時會產生肝毒。
- 可能引發過敏，有過敏性體
  質的人使用前應先在手肘內
  側測試。

46 茶樹

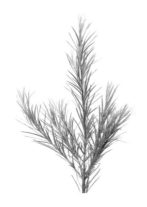

拉丁學名

Melaleuca alternifolia

主要化學成分

萜烯醇：松油烯-4-醇 46%
單萜烯：萜品烯 28%
萜烯氧化物：1,8-桉油醇
　13%

精油特性

- 效力強，廣泛殺菌（特別是對抗生素有抗藥性的細菌）。
- 抗病毒。
- 抗真菌。
- 增強免疫力。

使用指示

   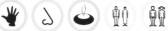

預防措施與禁忌

- 癲癇患者禁止使用（大量使用會引發癲癇）。
- 非必要情況不建議口服。
- 用量過高時，可能產生精神錯亂、破壞肢體協調等副作用。
- 對皮膚過於刺激，務必以植物油稀釋後再使用。

‖ 百里香 ‖

百里香的品種眾多，化學型和特性的差異也很大。這裡僅提出常見的幾種。

芳樟醇百里香是緩解各種症狀的首選。

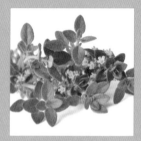

龍腦百里香

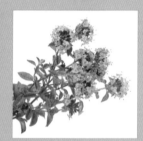

牻牛兒醇百里香

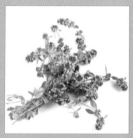

沉香醇百里香

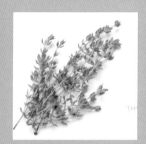

冬季百里香 CT 對繖花烴

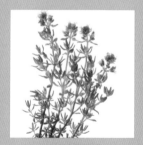

芳樟醇百里香

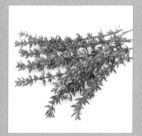

百里香酚百里香

47 龍腦百里香

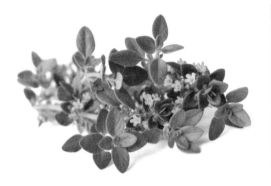

拉丁學名

Thymus satureioides cosson

主要化學成分

萜烯醇：龍腦 35 ％、α-松
　　油醇 15％
酚：百里香酚 12％

精油特性

· 強效抗感染。
· 強效止痛（風濕、骨關節
　炎、纖維肌痛症）。
· 激勵身心。

使用指示

預防措施與禁忌

· 具肝毒性：患有肝臟疾病者
　禁止使用。
· 對皮膚過於刺激，使用前務
　必以植物油稀釋。
· 療程不得過長。
· 哮喘患者不得使用。

48 牻牛兒醇百里香

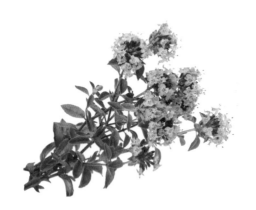

拉丁學名

Thymus vulgaris CT geraniol

主要化學成分

萜烯醇：牻牛兒醇、松油
　　烯-4-醇 80％
萜烯酯：香葉酯 20％

精油特性

- 廣泛抗感染。
- 抗黴菌能力強（陰道黴菌、指甲真菌……）。
- 強化子宮機能（可用於催生）。

預防措施與禁忌

- 雖然對皮膚的刺激性沒有其他百里香品種強，還是建議先以植物油稀釋，並取少量與其他精油調合。
- 哮喘患者不得使用。

使用指示

49 沉香醇百里香

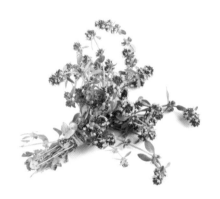

拉丁學名

Thymus vulgaris CT linalool

主要化學成分

萜烯醇：沉香醇、松油烯-4-
醇 75％
萜烯酯：沉香酯 20％

精油特性

- 抗各種感染（耳鼻喉、尿
  道、生殖器）
- 抗病毒。
- 抗黴菌（所有真菌）。
- 抗寄生蟲（頭蝨、蟯蟲、條
  蟲……）。
- 強化神經系統。
- 緊緻肌膚。

使用指示

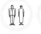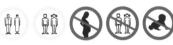

預防措施與禁忌

- 對皮膚過於刺激，塗抹於皮
  膚或擴香前都要先稀釋。
- 可能引發過敏反應，使用前
  先在手肘內側測試。

50 冬季百里香 CT 對繖花烴

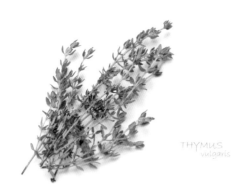

THYMUS vulgaris

拉丁學名

Thymus vulgaris CT paracymene

主要化學成分

單萜烯：對繖花烴 80%

精油特性

- 強效止痛（關節、風濕等）。
- 抗菌。
- 抗黴菌。

使用指示

預防措施與禁忌

- 具肝毒性：患有肝臟疾病者禁止使用。
- 對皮膚過於刺激，使用前務必以植物油稀釋。
- 用於擴香時，須和其他精油調合。
- 不得長期使用。
- 哮喘患者不得使用。

51 芳樟醇百里香

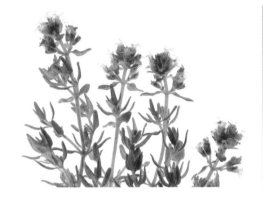

拉丁學名

Thymus vulgaris CT thuyanol

主要化學成分

萜烯醇：芳樟醇 40％、沉香
　　醇 30％
單萜烯：松油烯 30％

精油特性

- 促進肝細胞再生。
- 抗感染。
- 抗病毒（耳鼻喉）。
- 暖身（增進血液循環）。

預防措施與禁忌

- 哮喘患者不得使用。
- 對皮膚過於刺激，塗抹於皮膚或擴香前都要先稀釋。

使用指示

52 百里香酚百里香

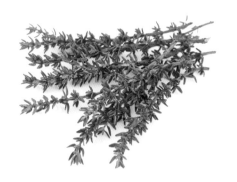

拉丁學名

Thymus vulgaris CT thymol

主要化學成分

萜烯醇：百里香酚 50％
單萜烯：松油烯、對繖花烴
　　　　30％

精油特性

- 所有百里香中，抗感染能力最佳的品種。
- 抗耳鼻喉、尿道、腸道等部位感染。
- 激勵身心。
- 抗寄生蟲。
- 殺真菌。

預防措施與禁忌

- 具肝毒性：患有肝臟疾病者禁止使用。
- 單方使用對皮膚過於刺激（須先以植物油稀釋）。
- 擴香前應與其他精油調合。
- 不得長期使用。
- 哮喘患者不得使用。

使用指示

53 岩蘭草

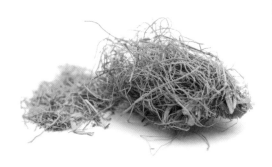

拉丁學名

Vetiveria zizanoïdes

主要化學成分

倍半萜：岩蘭草酮 40％
倍半萜醇：岩蘭草醇 30％
倍半萜酯：乙酸岩蘭草酯
　5％

精油特性

· 消炎。

· 刺激循環（強化血管，增進
血液和淋巴循環）。

· 刺激免疫力和內分泌（刺激
免疫反應與荷爾蒙分泌）。

使用指示

 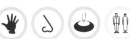

預防措施與禁忌

· 哮喘患者不得擴香。

· 患有與雌激素相關疾病者不
得使用（類雌激素作用）。

· 質地濃厚，需先稀釋後再使
用。

· 孕婦、幼兒與嬰兒只能用於
擴香。

54 依蘭

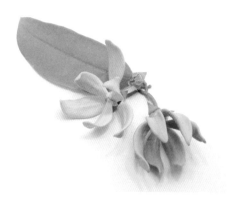

拉丁學名

Cananga odorata

主要化學成分

萜烯酯：乙酸、香葉、苄酯
　　　　20％
倍半萜：香葉草烯 20％、石
　　　　竹烯 15％
醇：沉香醇、牻牛兒醇 10％

精油特性

- 抗痙攣。
- 舒緩身心（失眠、抑鬱）。
- 調整心律（心悸或心律不整）。
- 止痛（類嗎啡作用）（Baudoux, 2017）。
- 調節皮脂分泌（皮膚、頭髮）。

使用指示

  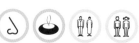

預防措施與禁忌

- 香氣濃郁，少量使用即可，並與其他精油調合。
- 對皮膚過於刺激，務必以植物油稀釋後再使用（最多20％的精油）。
- 孕期 3 個月以上的孕婦和 3 個月以上的嬰兒只能用於擴香。
- 可能引發過敏反應，使用前應先在手肘內側測試。

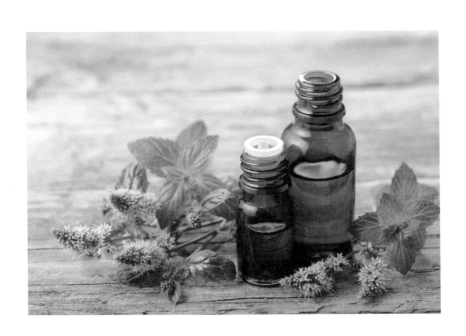

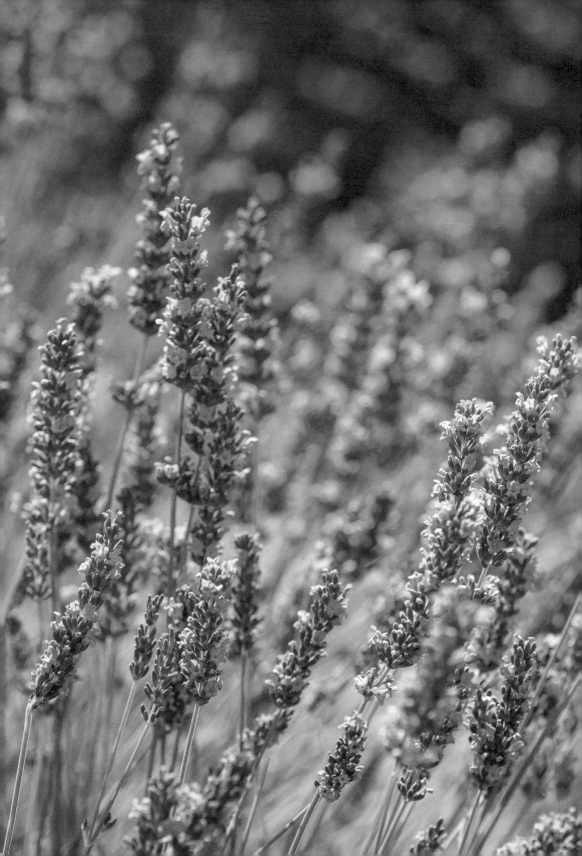

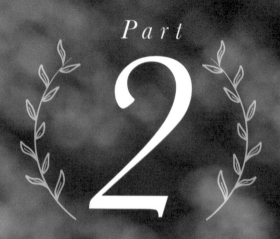

適應症、精油、
穴位與其他療法

前言──概要

正式進入本章內容前，還有幾件需要特別提醒的事項：

─可以參考本書前面的章節，替換有相同特性的精油。

─遵循指示，每日使用 3～6 次，可以讓精油發揮最大效力。

─本書依據不同病症給予特定的用量建議（成人、幼兒，有時也有嬰兒）。

─調配精油時，以 1～3 種精油為限，否則特定成分比例過低，反而達不到預期效果。

─幼兒絕不能使用單方精油，務必調合 2 種精油，降低成分濃度與效力（當然只能取用幼兒可用的精油）。

─請注意，書中提及的療程都涉及醫療行為，孕婦禁止使用（除了 172～173 頁「噁心感、嘔吐」和 279 頁「浮腫」可以使用）。

─使用精油前先確認個別精油的使用禁忌。

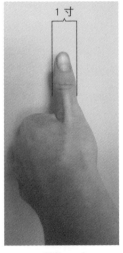

1 指寬＝1 寸

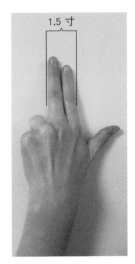

2 指寬＝食指＋中指

—每個穴位按摩都有詳細的圖示，並說明以下情況：

　・應使用精油。

　・**「按揉」**，即以順時針方向推開。

　・**「按壓」**，即以逆時針方向推開。

　・**「揉壓」**，先以逆時針方向、再以順時針方向按壓。

　　每次按摩都要兼顧身體右側與左側。

—按摩穴位時，要先以手指直推深入，力道不要過重。接著再按指示以順時針或逆時針小範圍繞圈按揉。

—書中以指寬（1、2、3、4 指）定義穴位位置，務必按照以下圖示測量寬度。這種測量單位，中醫以「寸」稱之。

—這些穴位對緩解症狀很有幫助，但對某些病症來說，全身的指療療法或針灸也是很好的選擇，幫助身體找回平衡。

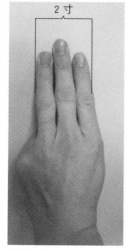

3 指寬＝食指＋中指＋無名指

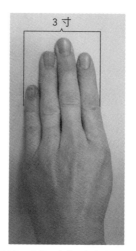

4 指寬＝食指＋中指＋無名指＋小指

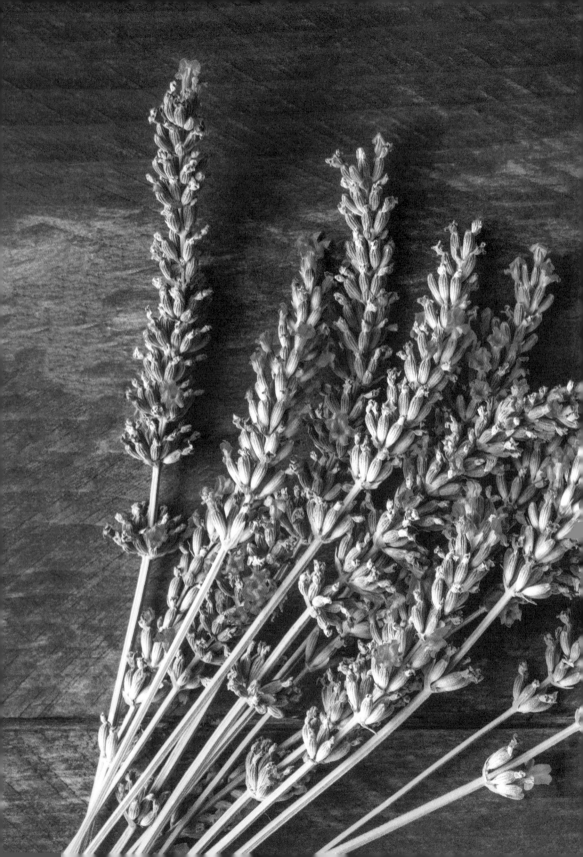

耳鼻喉相關病症

流行性感冒

【定義】

藉由病毒傳染的疾病，會感染上呼吸道，引發咳嗽、打噴嚏、產生痰，伴隨疲憊感與肌肉痠痛（WHO, La grippe, 2018）。

症狀

喉嚨痛、發燒畏寒、乾咳、噴嚏、傷風、肌肉疼痛、頭痛、噁心感、食慾不佳。（不一定會有所有症狀）

治療方法

民俗療法

- 服用維生素。
- 飲用熱蘋果汁退燒。
- 在花草茶中加入人蔘護肝。
- 以檸檬汁漱口緩解喉嚨痛。
- **無酒精蘭姆香料熱飲**：1 粒丁香＋1 小片肉桂＋一株百里香＋1 顆檸檬汁＋1 茶匙（5 毫升）薰衣草花蜜（或百里香）。泡熱水 20 分鐘，每日熱飲 3、4 次。
- **土木香根茶**：止咳、祛痰、殺菌、滋補身體。
- **苦薄荷茶**：稀釋黏液、祛痰。

芳香療法

- **泡澡**：20 滴莎羅白樟＋5 滴真正薰衣草（精油先加在肥皂水或基底油中乳化），然後加入 37 度的熱水中。

- **嗅吸**：可使用綠花白千層、歐洲赤松、1,8-桉油醇迷迭香等精油。在臉部蒸氣機中加入熱水（不要使用沸水），再滴入以上精油各 2 滴，每日 2～3 次。

  ※10 歲以下，以及有呼吸道問題或哮喘的人禁止嗅吸。

- **上背、前胸按摩配方（每日 3 次）**

  成人：25 滴史密斯尤加利＋25 滴茶樹＋25 滴桉油樟＋45 毫升植物油。可保存 1～2 年。

  幼兒（3～10 歲）：10 滴澳洲尤加利＋10 滴沉香醇百里香＋10 滴真正薰衣草＋45 毫升植物油。可保存 1～2 年。

- 以上精油可用莎羅白樟、香桃木（成人和幼兒）取代，用量相同。

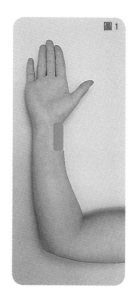

圖 1

穴位指壓

- 雙手手腕和手臂處（圖 1）塗上 2 滴莎羅白樟（或桉油醇迷迭香／澳洲尤加利／桉油樟）。每日 3～4 次，為肺部殺菌。

- 在 **圖 2** 所示腳板區域上滴 2 滴檸檬精質，每日 3～4 次，為肝臟排毒。
- 咳嗽症狀太嚴重時，將上方列出的精油配方 **塗抹** 於 **圖 3** 所示神經叢上（成人與 3～10 歲幼兒），每日 3～4 次。
- 也可將精油配方 **塗抹** 於 **圖 4** 所示上背對應呼吸系統與肺部之處，每日 3～4 次。
- 以逆時針方向按壓 **圖 5**（曲池），可以退燒。

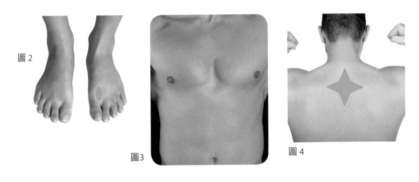

圖 2　圖 3　圖 4

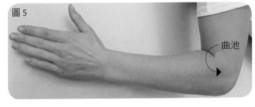

圖 5

曲池

（曲池）：逆時針按壓位於手肘橫紋外側
盡頭的穴位。

喉嚨痛、喉炎

【定義】

受寒、過度說話後導致喉嚨發炎，通常不是嚴重的病症（法國健保局，2018）。

症狀

喉嚨痛、沙啞、有吞嚥困難、感覺喉嚨發燙、頸部淋巴腫起、輕微發燒。

喉炎：沙啞、喉嚨有痰、乾咳。

治療方法

民俗療法

· 用鹽水漱口消炎。

· 用蘋果醋濕敷喉嚨。

· 用蜂蜜水漱口。

· 蜂蜜檸檬熱飲。每日 3～4 次。

· 飲用高麗菜汁（消炎、抗感染效果佳）。

· 大量食用蒜頭。

· 飲用虞美人（止咳）、毛蕊草茶。

芳香療法

· **嗅吸**：在熱水（不要使用沸水）中滴入，2 滴沉香醇百里香＋2 滴真正薰衣草＋2 滴檸檬。

※10 歲以下以及有呼吸道問題或患有哮喘者，禁止嗅吸。

成人：4 滴莎羅白樟＋4 滴澳洲尤加利＋2 滴檸檬＋1 湯匙（10 毫升）植物油，塗抹於喉嚨和頸部淋巴上，每日 3～4 次。

幼兒（3～10 歲）：和成人同樣配方塗抹於喉嚨和頸部淋巴上。

※因為症狀主要集中於喉嚨，沒有必要將精油塗抹在前胸或上背。

穴位指壓

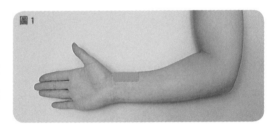

圖 1

· 在手腕處（ 圖 1 ）塗上 2 滴莎羅白樟（或沉香醇百里香／澳洲尤加利／桉油樟）。每日 3～4 次，為肺部殺菌。

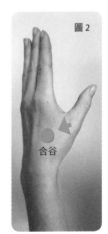

圖 2

· 用力按壓 圖 2 所示穴位，每 4 秒暫停一次，持續 2～3 分鐘。此穴能緩解喉嚨疼痛，並刺激免疫系統。也可以從以上精油中選擇其中一個精油，滴 2 滴在穴位上。

合谷

（合谷）：用力按壓此穴 2～3 分鐘。
穴位位於虎口，食指掌骨中間。

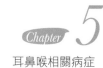

·發燒時以逆時針按壓圖 1～3 上所示穴位,雙手都要,藉此退
燒。

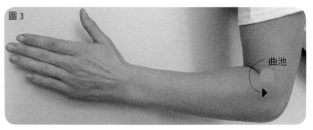

圖 3

曲池

(曲池):逆時針按壓位於手肘橫紋外側盡頭的穴位。

感冒、咽喉炎

【定義】

感冒指的是因為病毒傳染，或是某一身體機制對病毒反應，造成上呼吸道（喉部、鼻腔、鼻竇）黏液分泌過多的現象。

也就是人體對抗無法被肝臟、腸道、皮膚排除的病毒而引發的反應。

症狀

鼻塞、疼痛、流鼻水（淺色，如果鼻水變成黃色或綠色，代表有病毒感染，最好就醫）、濕咳、耳朵痛、喉嚨痛。

治療方法

民俗療法

· **成人**：咀嚼胡椒籽（每次 1 粒），然後喝下一大口熱水（強效化痰）。

· 在鼻腔裡滴 1 滴檸檬汁（會有刺痛感，但很有效）。

· 飲用毛蕊草、虞美人、百里香、海岸松花茶（稀釋黏液）。

芳香療法

若是濕咳且痰很多時，最好以乾式嗅吸，也就是把精油滴在面紙上，定時嗅吸。

鼻水量少、難以清出時，以蒸氣（熱水）吸入較佳。

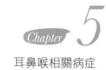
- **成人**：在臉部蒸氣機中加入熱水（不要使用沸水）和 2 滴茶樹＋2 滴沉香醇百里香＋2 滴綠花白千層嗅吸。或者也可以使用澳洲尤加利、莎羅白樟、海岸松、桉油醇迷迭香各 2 滴。（以上這些精油都能消滅呼吸道細菌、稀釋黏液）

  ※10 歲以下不能嗅吸，以上精油限 10 歲以上使用。

- **幼兒**（3～10 歲）：在面紙上滴 1 滴沉香醇百里香，聞嗅 2～3 分鐘。

- 2 滴桉油樟＋2 滴香桃木＋1 湯匙（10 毫升）植物油，塗抹於喉嚨淋巴、上背和前胸（如圖 1 所示）。

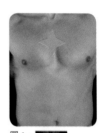
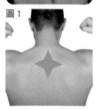

圖 1

穴位指壓（也可參考 136～137 頁喉炎的穴位）

- 在手腕處（圖 2）塗上 2 滴莎羅白樟（或沉香醇百里香／澳洲尤加利／桉油樟），每日 3～4 次，為喉嚨和呼吸道殺菌。

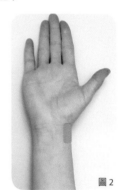

圖 2

‧取用 1 滴上述任一精油，塗在兩側鼻翼（圖 3）。

‧用力按壓圖 4 穴位 4 秒，鬆開一下再按 4 秒，持續 2～3 分鐘。此穴能緩解喉嚨疼痛，並刺激免疫系統。

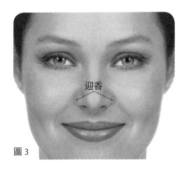

（迎香）：將 1 滴精油滴在兩側鼻翼上。

圖 3

圖 4

（合谷）：
用力按壓此穴
2～3 分鐘。
穴位位於虎口，
食指掌骨中間。

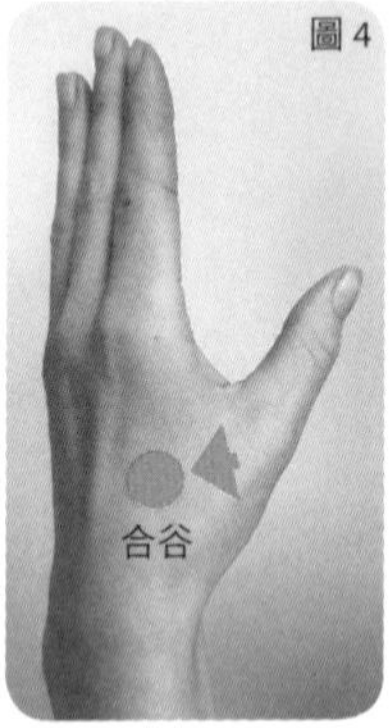

合谷

鼻竇炎

【定義】

鼻竇（鼻腔四周骨頭內的空隙，平時充滿空氣）發炎。此時腫脹的鼻竇內會充滿黏液，並阻塞通往鼻腔的小管。鼻竇炎通常是病毒感染（感冒）或過敏引起，還有空氣汙染和菸也是病因之一。

鼻竇分為上頜竇、前額竇、蝶竇和篩竇，都可能發炎（Lechevallier, 2018）。

症狀

鼻塞、鼻涕濃厚、嗅覺失靈、頭痛並感覺頭部腫脹、向前傾時眼周與臉頰會感到疼痛。

治療方法（此病症主要發生在成人身上，幼兒禁止使用以下療法）

民俗療法

· 10 粒芫荽籽＋薑＋蜂蜜，在熱水裡滾 10 分鐘後飲用。可緩解症狀。

· 接骨木花茶、苦薄荷茶或松樹芽，可稀釋鼻腔黏液、緩解症狀。

芳香療法

· **嗅吸**（能有效稀釋黏液）：使用稀釋黏液效果佳的精油，如桉油樟、沉香醇百里香、茶樹、澳洲尤加利、綠花白千層、莎羅白樟等，在臉部蒸氣機中加入 6 滴精油（任選 3 種精油各 2 滴）。

穴位指壓

· 在手腕處（圖 1）塗上 2 滴莎羅白樟（或沉香醇百里香／澳洲尤加利／真正薰衣草／桉油樟），每日 3～4 次。以逆時針方向確實按壓此穴。

· 從以上列出的精油中選擇 1 滴，塗抹在鼻翼兩側發炎的鼻竇處和前額上（圖 3）

　※避開眼睛。

· 用力按壓此穴（圖 2），逆時針按壓 2～3 分鐘。可以緩解炎症。

· 如果是上頜竇發炎，以逆時針方向確實按壓鼻翼兩側（圖 4）。

· 如果是前額竇發炎，則按摩太陽穴和眼周。

· 順時針按揉圖 5 的穴位，讓身體水氣上行，潤澤黏液。也可以用 1 滴超級依蘭，補充經絡能量。

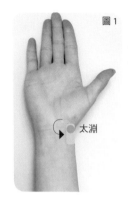

圖 1

（太淵）：將精油塗抹於上色區域，逆時針按壓位於手腕摺紋下的橘色點。

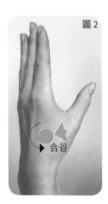

圖 2

（合谷）：用力按壓此穴 2～3 分鐘，再以逆時針按壓。

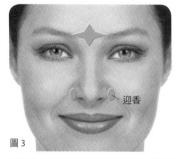

圖 3

（迎香）：在鼻翼外緣和前額上滴 1 滴精油

逆時針按壓此兩穴（睛明）再往上推至頭頂。

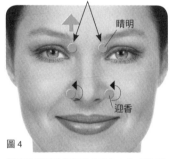

睛明

圖 4

逆時針按壓位於鼻翼外緣的穴位（迎香）。

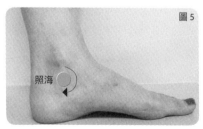

圖 5

（照海）：順時針按揉位於足內踝下方的穴位。

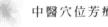

氣管炎、支氣管炎、咳嗽

【定義】

咳嗽通常是某種疾病的症狀之一（流感、咽喉炎、氣管炎、支氣管炎……），因支氣管、氣管受到感染或刺激引起。

症狀

乾咳或濕咳（通常有痰），為感染病毒引起。咳嗽的目的是為了清除呼吸道上的黏液。

支氣管炎通常會先乾咳再轉濕咳，呼吸急促且有雜音，偶爾也會發燒。

氣管炎則是帶雜音的乾咳，聲音會變得嘶啞，喉嚨深處也會感到疼痛。

如果咳嗽拖得太久，特別是有濃痰時，務必就醫。

治療方法

民俗療法

· 蒜頭酒：在白蘭地酒裡放入一些蒜頭，浸泡幾星期後過濾。當成糖漿喝，每天 3 次，1 次 1 湯匙（10 毫升）。可以快速治癒感染。

· 飲用檸檬汁，每日 3 次，每次 1 茶匙（5 毫升），加速療程。

· 每日飲用 4～6 次花草茶。藥蜀葵根、虞美人、毛蕊草可潤澤喉嚨同時祛痰；百里香、款冬、根芹菜可以稀釋黏液。

· 將芥末粉與熱水調成草藥糊，敷於胸上，可幫助支氣管排毒。

· 薑＋迷迭香泡成熱飲，可緩解咳嗽症狀。

芳香療法

濕咳（有痰）

- **成人**：10 滴香桃木＋10 滴澳洲尤加利＋10 滴綠花白千層＋10 滴百里香酚百里香＋1 湯匙（10 毫升）植物油，按摩前胸。每日 4 次，至少持續 6 日。

- **幼兒（6～10 歲）**：5 滴沉香醇百里香＋5 滴澳洲尤加利＋5 滴香桃木＋1 湯匙（10 毫升）植物油，按摩前胸和背部。每日 4 次，持續 6 日。

- **6 歲以下幼兒**：以上精油用量減半＋1 湯匙（10 毫升）植物油。

- **嬰幼兒（1～3 歲）**：1 滴香桃木＋1 滴澳洲尤加利＋1 滴莎羅白樟＋1 茶匙（5 毫升）榛果油，按摩腳板。

乾咳

- **嗅吸**：5 滴澳洲尤加利＋5 滴桉油醇迷迭香＋5 滴綠花白千層，加入熱水中嗅吸。

- **成人**：10 滴和嗅吸相同的精油＋10 滴香桃木＋1 湯匙（10 毫升）植物油，此配方塗抹於前胸和上背（圖 3），每日 3 次。

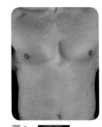

※ 10 歲以下幼兒不得嗅吸精油。

- **幼兒（3～6 歲）**：5 滴沉香醇百里香＋5 滴澳洲尤加利＋5 滴香桃木＋1 湯匙（10 毫升）植物油，此配方塗抹於前胸和上背（圖 3）。

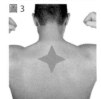

圖 3

· **嬰幼兒**（1～3 歲）：1 滴沉香醇百里香＋1 滴莎羅白樟＋1 茶匙（5
毫升）榛果油或甜杏仁油。按摩前胸、背部和腳底。

穴位指壓

· 任選精油 2 滴，滴在 圖 1 所示手腕部位，緩解炎症。

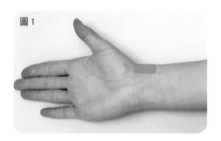

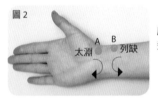

順時針按揉位於腕橫紋、拇指根部的 A 點（圖 2，太淵）。
逆時針按壓位於 A 點下方 2 指處的 B 點（圖 2，列缺）。

· **若有痰**，則用 2 滴綠花白千層以順時針按揉 A 點（ 圖 2，太
淵）。順時針按揉 圖 5 中的 A 點。逆時針按壓 圖 4 上的穴位，可
以幫助排除黏液。

· **若是乾咳**，則以逆時針按壓 B 點（ 圖 2，列缺），再以順時針揉
壓 B 點（ 圖 5，照海）。可以集中體內水濕之氣潤澤肺部。

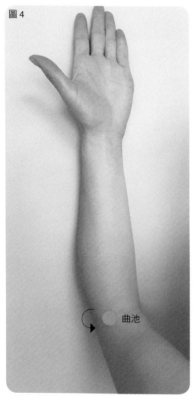

圖4

（曲池）：逆時針按壓位於手肘內側
的穴位（大拇指側），緩解濕咳。

曲池

（A：太白）：順時針按揉位於大腳趾骨側下方
的 A 點緩解濕咳。

（B：照海）：順時針按揉位於足內踝正下方的
B 點緩解乾咳。

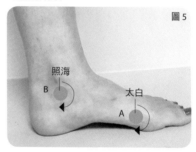

圖5

照海

B

太白

A

中耳炎

【定義】

耳道和鼓膜發炎，伴隨強烈疼痛感。中耳炎通常是病毒或細菌感染引起，在鼻咽炎或鼻竇炎後感染中耳。鼓膜處可能化膿。（Améli–L'otite, 2018）

本書中只討論中耳炎，不討論內耳炎（治療方式非常不同，需要醫生介入）。

症狀

發炎的耳朵感到疼痛，通常是密集疼痛或陣痛，伴隨發燒。感覺耳朵塞住，聽不清楚聲音，也會有耳鳴或頭暈。有時會感到頭痛。

幼兒：沒有食慾、不斷碰觸耳朵、煩躁，有時也會腹瀉、聽力降低。

治療方法

※請注意：很多治療方法是將藥水注入耳朵，但在確認耳膜沒有破洞前，其實不應該注入任何東西……必須要有醫囑才能執行。

民俗療法

· 將高麗菜濕敷在耳朵外（消炎效果佳）。

· 濕敷洋蔥或新鮮蒜末在耳朵外（消炎效果佳）。

芳香療法

- 綠花白千層、白千層、澳洲尤加利、茶樹、沉香醇百里香、薰衣草，都是能有效緩解中耳炎的精油。

- **成人**：3 滴澳洲尤加利＋3 滴茶樹＋3 滴沉香醇百里香＋1 茶匙（5 毫升）植物油（例如：瓊崖海棠油）。每日在耳外塗抹 5～6 次（不是耳內），持續 5 日。

- **幼兒**（3～10 歲）：精油用量減半，加在 1 茶匙（5 毫升）的榛果油或瓊崖海棠油裡，每日在耳外塗 5～6 次，直到症狀改善（少於 5 日）。

- **嬰幼兒**（1～3 歲）：1 滴茶樹＋1 滴羅馬洋甘菊＋1 滴澳洲尤加利＋1 茶匙（5 毫升）榛果油，每日在耳外塗 5～6 次，直到症狀改善（少於 5 日）。

穴位指壓

- 先以逆時針、再以順時針揉壓圖 1 穴位：此穴可緩解疼痛並刺激免疫系統。

圖 1

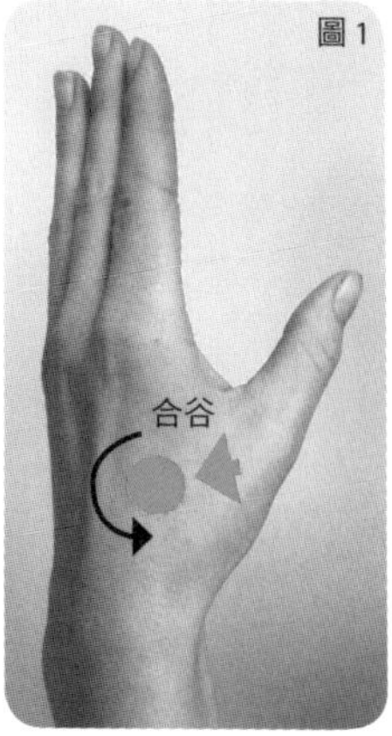

（合谷）：用力按壓此穴 2～3 分鐘，再以順時針按揉。如果感覺疼痛，便以逆時針按壓，再以順時針按揉。此穴位於拇指與食指交會的虎口處。

· 逆時針按壓位於耳下的此穴（ 圖 2 ）。按壓此穴時，感染中耳炎
的一側會感到非常疼痛，但能幫助緩解疼痛與炎症。可以塗抹
單方精油或搭配複方。

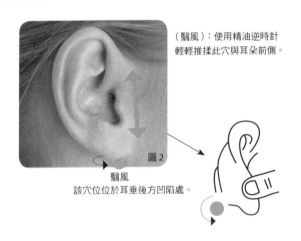

（翳風）：使用精油逆時針
輕輕推揉此穴與耳朵前側。

翳風
該穴位位於耳垂後方凹陷處。

· 逆時針按壓 圖 3 穴位，位於前臂腕背橫紋下 3 指處，可以緩解炎
症。

· 逆時針輕力按壓 圖 4 穴位，可能會感到疼痛，但能緩解耳朵痛和
炎症。可以選擇以上精油調配複方，塗抹於此穴與耳朵前方部
位，如 圖 2 所示。

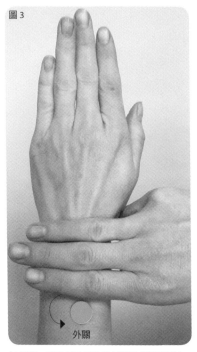

（外關）：逆時針按壓位於前臂腕背橫紋下方正中央 3 指處的穴位。

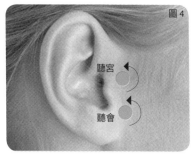

（聽宮＋聽會）：以逆時針確實按壓這兩個穴位。上方穴位位於耳珠中央凹陷處，咬合牙齒時可以感覺得到它在移動。下方穴位位於耳朵和下頜骨之間凹陷處。

牙齒痛、牙齦膿腫

【定義】
牙痛經常是蛀牙引起，可能是局部發炎，或是對冷、熱敏感。

症狀
沒有妥善處理蛀牙，可能會產生膿腫，也就是牙根附近發炎化膿。疼痛感非常劇烈，只要刺破膿腫讓膿液流出就能馬上獲得緩解。但若有這兩種狀況當然得馬上看牙醫才行。

治療方法
民俗療法

·切碎蒜頭後塗在牙齒上，或是用蒜頭濕敷，都可以緩解疼痛和炎症。

· 用沒藥漱口酊劑漱口（殺菌並促進傷口癒合）。

·在疼痛部位敷上一片高麗菜（消炎效果佳）。

·在綠泥中加入幾滴茴香精油，並敷於發炎處消炎。

芳香療法

成人限定

·**止痛、殺菌**：3 滴胡椒薄荷＋3 滴真正薰衣草，塗抹在發炎處的臉頰上。

·**牙齦膿腫或蛀牙**：調和丁香、胡椒薄荷、月桂各 5 滴加 8 滴昆士

蘭堅果油。用 2 滴配方，塗抹在牙齦膿腫處或蛀牙上，每日 3 次。

嬰幼兒（1～3 歲）

· **長牙**：調和 1 滴羅馬洋甘菊和半茶匙（2.5 毫升）榛果油，塗於長牙處的臉頰上。

穴位指壓

· 逆時針按壓圖 1 穴位，緩解疼痛，再以順時針按揉刺激免疫系統。

· 逆時針按壓位於外側腳踝的穴位（ 圖 2 ），此穴對止痛非常有效。也可以使用 3 滴超級依蘭。

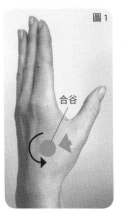

圖 1

（合谷）：逆時針按壓此穴，如果感到疼痛就多按幾分鐘，然後換方向再按揉一下。此穴位於拇指與食指交會的虎口處。

合谷

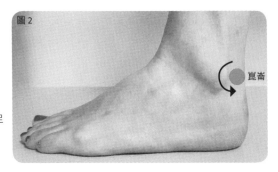

圖 2

崑崙

（崑崙）：逆時針按壓位於足外踝後方的穴位。

· 逆時針按壓此穴（ 圖 3 ）。

· 逆時針按壓此穴（ 圖 4 ）。

　這些穴位都能在牙痛發作或牙齦膿腫等狀況發生時緩解疼痛。

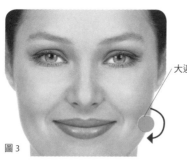

圖 3

（大迎）：逆時針按壓牙痛側頜角上的穴位。

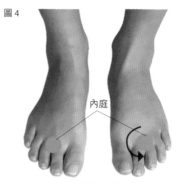

圖 4

（內庭）：逆時針按壓介於足背第 2、第 3 趾間、趾蹼緣後方的穴位。

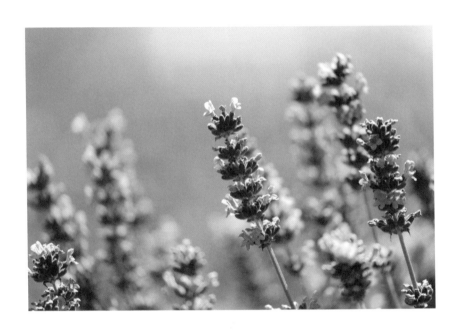

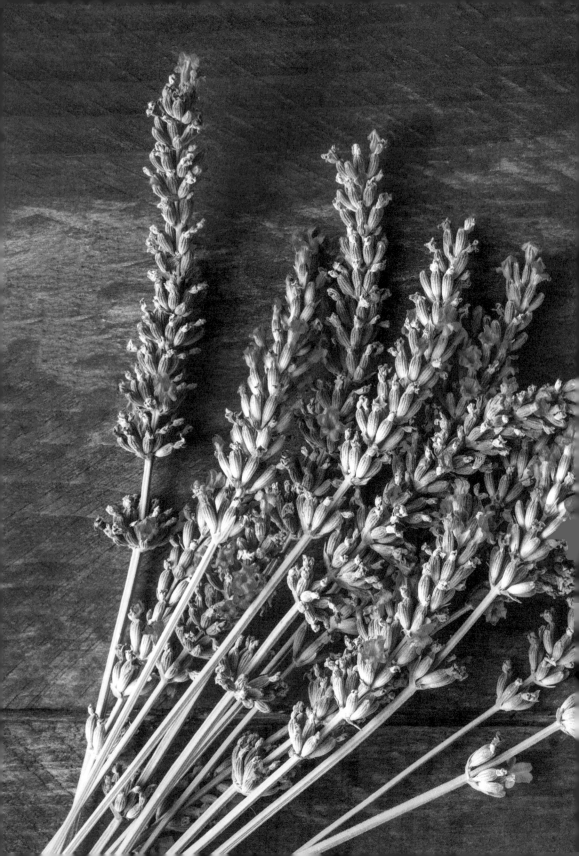

消化道相關病症

便秘

【定義】

便秘與腸道蠕動減緩有關，也就是腸道推動食物前進消化的功能降低。
可分為兩種狀況：

· 糞便乾硬、不定型、量少、排解困難、排便時會疼痛不適。

· 有時糞便正常（成型且不乾）但每 3～4 天才解便一次。

便秘經常是因為食物中的纖維過少、缺水、久坐或缺乏運動引起，還有
局部問題如痔瘡、肛裂，或是其他病症如甲狀腺功能不足和其他荷爾蒙
相關問題，都可能導致便秘。

症狀

可能伴隨頭痛、舌苔厚膩、沒有食慾、噁心感、疲憊和抑
鬱。也可能是某種病症的表徵，經常很短暫，但絕不能輕
忽，要趕緊處理。

治療方法

民俗療法

· 提高纖維的攝取量：黑梅乾、綠色蔬菜、無花果、杏桃乾、穀
物。

· 避免食用精製白糖、精製麵粉（最好以全麥或半麥飲食為主）。
少吃肉（白肉為佳）。

· 1 湯匙（10 毫升）洋車前子和開水攪拌，每日服用 3 次。這麼做
會讓腸道中的食物殘渣變大，幫助排出糞便。

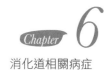

・請中醫調配 10 克馬鞭草、20 克波爾多葉、20 克錦葵、30 克濕地牽牛花、10 克歐鼠李、10 克決明子。泡茶喝，每日 3 回。但這種方式只能偶一為之，而且不能持續太久。

芳香療法

使用以下配方按摩腹部（由右到左，順時針方向）

・**成人**：10 滴埃及甜馬鬱蘭＋10 滴馬鞭草酮迷迭香＋10 滴甜茴香＋1 湯匙（10 毫升）植物油。每日 3 次。或者 10 滴龍蒿＋10 滴薑＋10 滴芫荽＋1 湯匙（10 毫升）植物油（Shealy, 2000）。

・**幼兒**（3～6 歲）：1 滴龍蒿＋1 滴花梨木＋1 滴薑＋1 茶匙（5 毫升）植物油。

穴位指壓

糞便過於乾燥：

・逆時針按壓圖 1 中的穴位，為腸道解熱。

・逆時針用力按壓腹部 3 穴位（圖 2）恢復腸道順暢。

・順時針用力按揉圖 3 中 A、B 兩穴，增進體內水氣運行。

解便間隔時間過長（3～4 天才排便一次，糞便正常）：

・順時針按揉圖 1、圖 2 中的穴位和圖 3 中的 A 點。

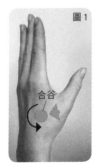

圖1（合谷）：逆時針按壓位於拇指與食指交會虎口處的穴位。如果糞便過乾，可加 2 滴龍蒿精油，每日推揉此穴 2 次。解便間隔時間過長則用 2 滴紅花百里香，每日 2 次，強化結腸。

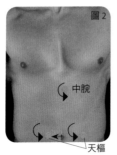

圖2（上面：中脘、下面兩點：天樞）：逆時針按壓這三個穴位。糞便正常，只有解便間隔時間過長時，順時針按揉所有穴位。

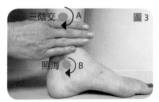

圖3（A：三陰交、B：照海）：順時針按揉位於足內踝上方 4 指寬、脛骨上的 A 點。再以順時針按揉位於足內踝正下方的 B 點。

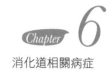
腸胃發炎、腹瀉

【定義】

腸胃炎是一種急性的腸胃炎症，患者會有疼痛、嘔吐、腹瀉等症狀。原因可能是病毒或是細菌，例如可能汙染食物或水的沙門氏菌。若是這種狀況，就是食物中毒。

對嬰幼兒和高齡者來說，過度腹瀉或嘔吐都可能因為脫水導致嚴重的後果。還有另一種較單純的腹瀉，是壓力過大、過於苦惱或是腹部受寒（肚子沒有蓋好棉被，或是吃了冰冷的食物，喝冰飲喝得太快等）引起。

症狀

腹瀉、糞便稀薄如水且排解次數多、嘔吐、腹部疼痛、糞便有腐爛味（感染細菌引發的腹瀉）。

治療方法

民俗療法

- 停止攝取生食、水果、牛奶，至少持續 8 日。

- 減少飲食，最好是 24 小時內只喝蜂蜜水〔1 碗水加 1 湯匙（10 毫升）蜂蜜〕。蜂蜜的抗菌與吸收毒素的效果很好。

- 花茶：（任選）薄荷、茴香球莖、迷迭香、薑、黑莓葉、藍莓、洋甘菊、滑榆皮……若是食物中毒，也可以泡八角。少量飲用，一日共 1.5 公升。

- 食物中毒時，可以喝蜂蜜檸檬汁，淨化身體。第二天開始可以吃米飯、紅蘿蔔、榅桲果醬、熟成香蕉，這些食物都能緩解腹瀉（和上列花茶一樣）。

・吃益生菌一個月，幫助腸道重建有益的菌群。

芳香療法

・**成人與 6 歲以上兒童**：用 1 滴羅馬洋甘菊或波旁天竺葵精油，按摩腹部（病毒感染或腹部受寒）。

・**病毒感染**：6 滴真正薰衣草＋6 滴野馬鬱蘭或香薄荷＋1 茶匙（5 毫升）植物油；或者用 3 滴茶樹＋3 滴肉桂＋3 滴胡椒薄荷＋5 滴龍蒿＋1 茶匙（5 毫升）植物油，按摩腹部。

・**幼兒**（3〜6 歲）：1 滴茶樹＋1 滴羅馬洋甘菊＋1 滴薑＋1 茶匙（5 毫升）植物油，按摩腹部。

穴位指壓

・逆時針按壓圖 1 和圖 3 中的穴位（任何原因的腹瀉），可以緩解症狀、排除腸道中的濕氣。

・**腹部受寒引起的腹瀉**：以熱水沖澡或以吹風機提高腹部溫度（感染型腹瀉無效），（小心燙傷），並確實按壓這三個穴位（圖 2）。

・**感染型腹瀉**：逆時針輕輕按壓同樣的 3 個穴位（圖 2），再加上圖 4 中的穴位，推散因感染集結的熱氣。

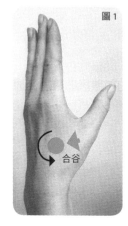

圖 1

（合谷）：用力按壓此穴 2～3 分鐘，再以逆時針按壓。
此穴位於拇指與食指交會的虎口處。取用 2 滴紅花百里
香強化結腸。

（天樞＋中脘）：
腹部受寒引發的腹瀉，可以用吹
風機為腹部加熱，並按壓這三個
穴位。

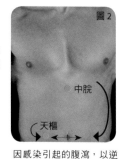

圖 2

因感染引起的腹瀉，以逆
時針按壓這三個穴位。天
樞位於肚臍兩側，中脘位
於肚臍和太陽神經叢中
間。腹部受寒引發的腹
瀉，也可以按順時針方向
按揉這三個穴位。

圖 3

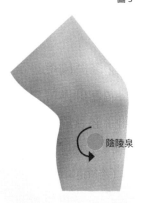

（陰陵泉）：逆時針按壓位於脛骨內側
髁後下方凹陷處的穴位。

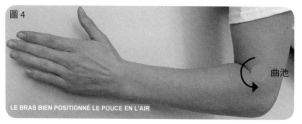

圖 4

LE BRAS BIEN POSITIONNÉ LE POUCE EN L'AIR

（曲池）：逆時針按壓位於手肘橫紋外側盡頭的穴位。

消化不良、消化問題

【定義】
享用大餐或油膩的餐點、吃得太快、用餐環境太差等情況造成的消化問題。壓力和疲憊也可能加重症狀。

症狀

用餐後肚子不舒服、疼痛、感覺漲漲的。噁心感、胃漲氣、吞氣症。

治療方法

民俗療法

· 餐前餐後各一杯添加薑末和 1 茶匙（5 毫升）蜂蜜的檸檬汁，幫助消化。特別是食用油膩的食物後。

· 飲用丁香和肉桂熱飲，可以有效緩解不適。

· 吞氣症不適可以吃茴香（球莖或茴香籽）緩解。

· 可緩解消化問題的花茶：胡椒薄荷、茴香籽、洋茴香、八角、洋甘菊、芫荽、小茴香、椴木葉、馬鞭草。

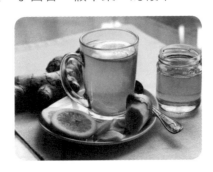

芳香療法

成人（以下任選一種）

· 5 滴胡椒薄荷＋5 滴芫荽＋1 茶匙（5 毫
升）植物油。或者 5 滴薑＋5 滴茴香＋1
茶匙（5 毫升）植物油，按摩腹部。

· 飯後 1 茶匙（5 毫升）蜂蜜＋1 滴胡椒薄
荷精油或檸檬精質。

· 別忘了「淨化」肝臟：在圖 2 的穴位上滴
2 滴馬鞭草酮迷迭香。

· 5 滴馬鞭草酮迷迭香＋5 滴檸檬精質＋1
茶匙（5 毫升）植物油，按摩右腹（肝臟
處）（圖 1）。

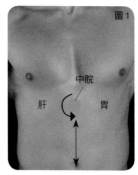

圖 1

（中脘）：逆時針按壓位於肚臍
和胸骨末梢之間的穴位（4 指寬
＋1）。將精油用於肝臟處可排
毒，用於胃部促進消化。

穴位指壓

· 飯後刺激圖 2 穴位，每日數次，持續數日，幫助胃部消化。同時
以逆時針按壓圖 1 穴位，幫助排除胃中食物。

· 如果是肝問題引起的症狀，以逆時針按壓圖 3 穴位，為肝臟排
毒。

· 逆時針按壓圖 4 穴位：養護胃部、緩解噁心感。

· 將 2 滴檸檬馬鞭草或薑、檸檬精油滴於手腕上的穴位（圖 4），
增進消化。

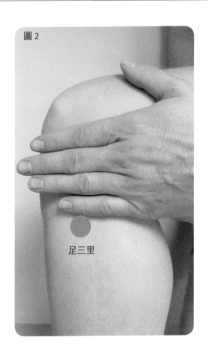

圖 2

（足三里）：飯後刺激此點，持續數日。
此點位於腓骨頭前方，外側髖骨下 4 指
處。

足三里

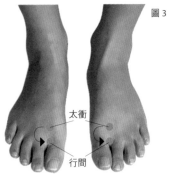

圖 3

（下兩點：行間＋上兩點：太衝）：逆時針按壓
這兩個穴位，每日數次。第一個穴位於大腳趾
和食趾根部間，第二點位於蹠骨末端凹陷處。

太衝

行間

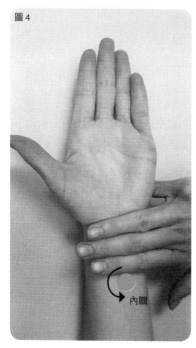

圖 4

（內關）：逆時針按壓此穴，自手臂內側腕橫紋下方正中央 3 指處，位於兩條肌腱之間。

內關

腸躁症候群、克隆氏症

【定義】

腸躁症候群（S.I.I.）：腹部反覆疼痛、腸道不順，經常與壓力、焦慮和煩惱有關。

克隆氏症：一種慢性發炎和潰瘍疾病，患者的一處或多處腸壁增厚，經常發生於迴腸部或小腸末端，會引發間歇性腹瀉或便秘。

症狀

腸躁症候群：間歇性腹瀉與便秘交替，腹部痙攣性疼痛，特別是飯後。排便後疼痛感會稍微緩解，腹部發脹、感到疲憊，用餐時常有飽足感。

克隆氏症：疼痛、直腸出血引發貧血、食慾不振、體重減輕、偶爾便秘、偶爾腹瀉，是會嚴重影響情緒的疾病。

治療方法

民俗療法

· 兩種病症都需調整飲食習慣，戒斷奶製品、生蔬果和酸味水果。避免食用精製食品（糖、麵粉、白麵包……），最好選擇半麥食品。

· 持續飲用以下花茶可以緩解症狀：胡椒薄荷、洋甘菊、香蜂草、啤酒花（蛇麻），減少痙攣和腹絞痛。

· 咀嚼薑片緩解痙攣（發炎時暫停）。

· 增加維生素 A（蛋、紅色蔬果、內臟）、維生素 B（蛋、肉、穀
物、魚）和維生素 D（奶油、油脂多的魚類、蛋）的攝取量。

· 定時服用益生菌，更新腸道菌群。

芳香療法

成人限定

· 使用有舒緩效果的精油（真正薰衣草、洋甘菊、雲南馬鞭草：幫
助消化並鎮定；甜茴香：緩解腹脹氣），任選一至兩種，以 15
滴精油混合 1 茶匙（5 毫升）植物油。

· 20 滴羅馬洋甘菊＋20 滴岩玫瑰＋10 滴檸檬馬鞭草＋1 茶匙（5
毫升）杏桃核仁油，取 5～10 滴塗抹於腹部，每日 2～3 次，直
到症狀緩解。

· **75mg** 的野馬鬱蘭膠囊，每日 3 次，每次 1 顆，持續 3 星期後休
息 1 星期，以此頻率服用 6 個月～1 年（Baudoux D., 2017）。

穴位指壓

· 定時按摩位於手腕上的穴位（圖 1）：幫
助放鬆身心，進而改善胃部緊繃。

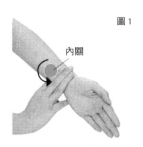

圖 1

內關

（內關）：逆時針按壓此穴，位
於腕橫紋下方正中央 3 指處。

· 逆時針按壓圖 2 穴位，平衡消化功能。

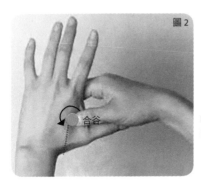

（合谷）：用力按壓此穴 2～3 分鐘，再以逆時針方向按壓。穴位位於虎口，食指掌骨中間。

· 使用精油（可以用單方或複方）雙向旋轉按摩圖 4 穴位，再擴大到整個腹部。

· 腹瀉時以逆時針按壓圖 3 中的 A、B 點，再以順時針按揉圖 2 穴位和圖 4 中的 A 點（若腹瀉伴隨疲憊感和畏寒）。

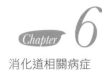
圖 3

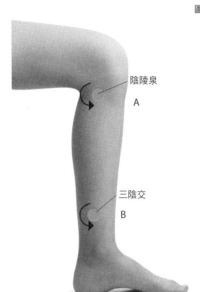

陰陵泉

A

三陰交

B

（A：陰陵泉＋B：三陰交）：腹瀉時，逆時針按壓位於脛骨內側髁後下方凹陷處的 A 點＋足內踝上方 4 指處的 B 點。

（中脘）B 點位於肚臍正上方 4 指＋1 處。

（天樞）A 點則位於肚臍兩側 3 指處。

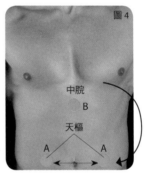

中脘

B

天樞

A　　A

輕輕地以順時針按摩腹部，在這三點上略加重力道。

噁心感、嘔吐

【定義】

引發噁心感的因素很多，包含：

・腸胃發炎、消化不良、食物中毒、急性胰臟炎、肝膽疾病、孕期荷爾蒙變化、旅行等。

・可能伴隨身體虛弱、頭暈，而後嘔吐。也會有盜汗和口水增多的情況。

症狀

感覺不適、想吐、作嘔，緊接著胃部收縮引發嘔吐（吐出所有胃部內的東西）。噁心感會持續一段時間，不會嘔吐，經常會緊張、焦慮。

治療方法

民俗療法

・吃熟成香蕉能有效抑止噁心感。

・在胡椒薄荷、甜茴香或藏茴香花茶中加入 1 茶匙（5 毫升）蜂蜜。

・因肝臟問題引發的噁心感可以飲用洋甘菊花茶。

・飲用加了薑末的熱水（孕吐、暈車時）。若噁心感源於某種感染，就要避免飲用。

芳香療法

・**成人**：15 滴精油（以下精油任選 3 種各 5 滴：胡椒薄荷、豆蔻、

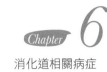

芫荽、薑、檸檬、薰衣草）＋1 茶匙（5 毫升）植物油。取 20 滴
輕輕按摩胃部與肝，每日 4 次，直到症狀緩解。

※請特別注意精油的使用禁忌

· **孕婦**：1 茶匙（5 毫升）杏桃核仁油＋4 滴檸檬精質＋4 滴羅馬洋
甘菊精油。

取 2 滴精油每日按摩手腕（圖 1）2～3 次與太陽神經叢（圖 2）。

· **幼兒**（3～6 歲）：同樣取 2 滴檸檬精油＋2 滴洋甘菊＋1 茶匙（5
毫升）植物油。

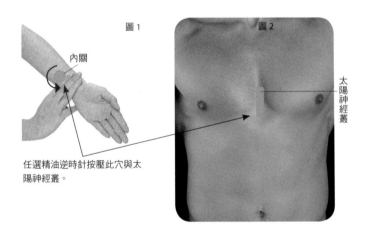

圖 1

內關

任選精油逆時針按壓此穴與太
陽神經叢。

圖 2

太陽神經叢

穴位指壓

· 以逆時針方向確實按壓圖 1 穴位（放鬆、舒緩胃部、抑制嘔
吐）。

· 在圖 2 所示部位（太陽神經叢下方）塗上精油。

- 以逆時針方向確實按壓圖 3 穴位，幫助消化、緩解噁心感。取 1 滴薑精油和 1 滴植物油塗上，每日 2 次，外加按摩腹部。

- 以順時針按揉圖 4 穴位，重整胃部功能（緩解噁心感），再滴上 1 滴薑精油，並按摩腹部。

- 若是與肝問題有關（攝取過多油膩食物或酒精），逆時針按壓圖 5 穴位。同時每日 2 次，滴 2 滴檸檬精質。

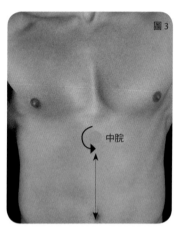

（中脘）：逆時針按壓此穴，位於肚臍上方 4 指＋1 處。

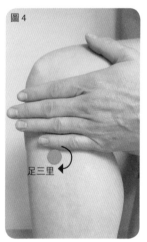

（足三里）：順時針按揉位於腿部外側，髕骨側邊下方 4 指處的穴位。

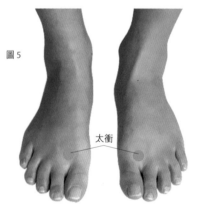

（太衝）：逆時針按壓介於第 1 和第 2 趾蹠骨下凹陷處的穴位，距離大腳趾根部 2 指寬處。

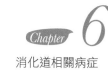
胃灼熱、消化性潰瘍

【定義】

胃部感覺灼熱表示有發炎反應。可能因為潰瘍、胃食道逆流、胃炎、胃癌或心肌梗塞等問題而引發,也可能只是壓力過大引起。消化性潰瘍是胃裡的消化液破壞黏膜後造成的細菌感染,主要因為壓力、抽菸、飲酒過度或長期服藥引起。這種病症一開始只會讓腸道表面受損,但隨時間拉長可能會深入內壁,甚至穿透,引發內部出血(這種狀況一定要馬上急診就醫)。

症狀

胃部上方凹陷處有燒灼感,十分擾人,通常會在進食後得到緩解,但有時也會讓病情加劇。嘴裡會有苦味或酸味。

治療方法

民俗療法

· 均衡飲食,戒斷含水量高(水果)、酸味(番茄、柑橘類)、高纖(韭蔥)和未烹煮(熟食為佳)的食物。同時也不要攝取咖啡、巧克力和油膩的食物。

· 飯後不要馬上躺下,容易造成胃酸逆流灼傷。

· 多食用新鮮芫荽,幫助消化,並且有效消炎。

· 使用高嶺土製作腸胃敷料:1 茶匙(5 毫升)白泥土+1 杯水,放置一整晚後於翌日清晨喝下水,杯底殘留的泥土不喝。持續5～6日。

· 熬煮藥蜀葵根對傷口癒合很有幫助。
· 迷迭香、羅馬洋甘菊和胡椒薄荷花茶。

芳香療法

成人限定

· 調合 4 滴羅馬洋甘菊＋4 滴胡椒薄荷＋2 滴芫荽籽＋1 茶匙（5 毫升）植物油，飯後按摩腹部（圖 2）。
· 甜茴香精油可鎮定痙攣、緩解疼痛。以 5 滴精油和 1 茶匙（5 毫升）植物油調合。
· 檸檬精質可以降低胃酸作用、緩和灼燒。以 5 滴精油和 1 茶匙（5 毫升）植物油調合。

穴位指壓

· 以逆時針方向確實按壓圖 1 穴位，鎮定消化系統。可以使用 2 滴甜茴香或檸檬精質（以半茶匙植物油稀釋）。
· 順時針按揉位於小腿內側的兩個穴位（圖 3），緩解灼燒感和疼痛，將胃部的水濕之氣分散到全身。
· 使用 2 滴檸檬馬鞭草精油，逆時針按壓圖 4 中的 2 個穴位，減少胃部燒灼感。

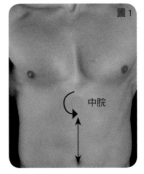

（中脘）：順時針按揉位於肚臍上方 4 指＋1 處的穴位。

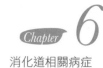

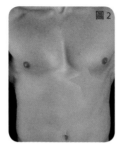

將精油滴在胃部區域。

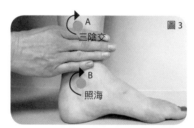

（A：三陰交＋B：照海）：A 點位於足內踝上
方 4 指處，B 點位於足內踝正下方（大腳趾
側）。順時針按揉這兩個穴位。

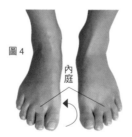

（內庭）：逆時針按壓位於第 2
和第 3 根腳趾根部間的穴位。

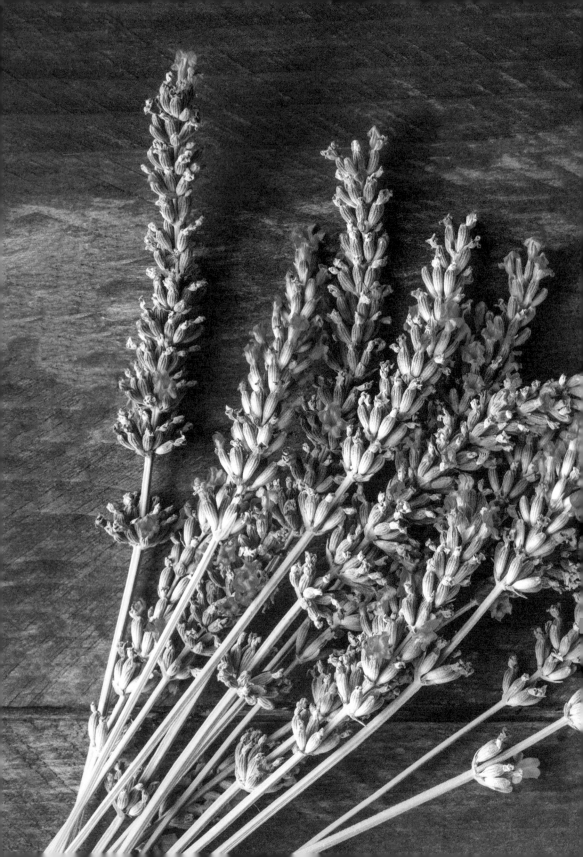

Chapter **7**

泌尿與生殖系統病症

膀胱炎

【定義】
大腸桿菌感染造成的膀胱或尿道黏膜發炎。由於陰道貼近肛門，而女性的尿道又相對較短，經常會感染這種炎症。性交也是膀胱炎的誘因之一，其他如懷孕、更年期和身體缺乏水分也都可能造成此病症。
男性因為尿道較長，罹患膀胱炎的機率非常低。

症狀

下腹部疼痛、排尿時有灼熱感、頻尿、排尿結束後感到膀胱痙攣、難以解尿（只有幾滴），有時會伴隨發燒。排尿困難。症狀嚴重時，尿液可能帶臭味與血絲。

治療方法

民俗療法

- 有好幾種植物可以用來緩解膀胱炎症狀，特別是利尿植物如蜀葵、蔓越莓、檸檬。泡成熱飲或榨汁飲用，每日數次。
- 蔓越莓、熊果葉或貓鬚草錠濃度較果汁高，效果最佳（孕婦不得攝取熊果葉）。
- 將4湯匙芫荽籽放在半公升的水中煮滾，熬煮到剩下一半水分，過濾後加入蜂蜜，每日飲用數次，每次一小杯。
- 食用大量蒜頭消炎。
- 日間大量飲水，清洗膀胱。（不要喝茶、咖啡和酒，特別是白酒）

‧額外攝取維生素 C，刺激免疫系統。

芳香療法

成人限定

‧茶樹、香薄荷、紅花百里香、野馬鬱蘭、真正薰衣草、丁香、樟樹等精油都擁有極佳的抗菌能力，可以緩解膀胱炎症狀。（野馬鬱蘭、香薄荷和丁香對皮膚的刺激性極高，務必以植物油稀釋）

提醒：孕婦不得使用。

‧調合 5 滴茶樹＋4 滴香薄荷＋4 滴薰衣草＋1 湯匙（10 毫升）植物油（10 毫升），塗抹於下腹部（**圖 1**），每日 3～4 次。

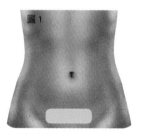

圖 1

將精油塗抹於這個區域。

‧香薄荷對皮膚的刺激性很大，可改用口服的方式：每日 2 次，每次 2 滴，滴在 1 茶匙（5 毫升）蜂蜜或橄欖油上。持續 4～5 天，不能過久。

穴位指壓

· 以逆時針方向確實按壓圖2中的A點，再從腳踝下方出發，按摩腳板側邊。可以搭配2～3滴茶樹精油按摩。

· 逆時針按壓圖2中的B點，舒緩疼痛。

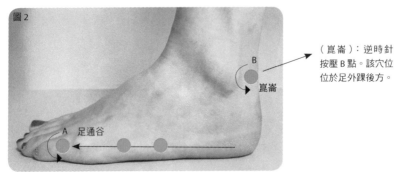

圖2

（崑崙）：逆時針按壓B點。該穴位位於足外踝後方。

（足通谷）：逆時針按壓A點。該穴位位於腳板外側、小腳趾根部。
自外踝出發，直到圖中所示末點，逐一按摩，並特別著重於感到疼痛的點上。（以逆時針按壓）

· 使用單方精油或複方精油逆時針按壓圖3穴位。

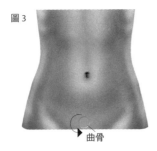

圖3

（曲骨）：逆時針按壓位於肚臍與下方、恥骨及上方1指處的穴位。

曲骨

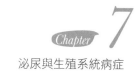
· 順時針按揉圖 4，特別是膀胱炎、臉色蒼白和大便變軟時。

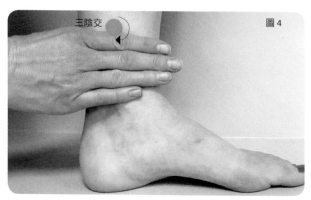

（三陰交）：順時針按揉位於脛骨後方、足內踝上方 4 指處的穴位。

經血過量

【定義】

經期正常，介於 3～7 日，但血量較一般多（正常一天更換 4～5 次，超過這個次數都算量多）。造成經血過量的原因很多：纖維瘤、子宮內膜異位、骨盆感染、荷爾蒙失調、息肉、甲狀腺分泌問題、避孕器影響、壓力、身體能量失衡等。

症狀

血量大、骨盆腔疼痛，有時伴隨背痛、經血帶有血塊。

治療方法

　　首要任務是排除器質性的問題（纖維瘤、子宮內膜異位等），需諮詢婦產科醫生。

民俗療法

· 1 杯檸檬汁加 1 湯匙（10 毫升）粗糖可以有效減少排血量並緩解疼痛。

· 在花茶中加入卡宴辣椒也可以減少血量。

· 草莓葉、覆盆莓葉、百里香、胡椒薄荷等花茶都可以調整血量、緩解疼痛（薄荷能分解血塊）。（月經期間每日 5～6 杯）

· 椴木邊材樹皮花茶可以緩解經痛。

· 西洋蓍草可以止血：減少經血。

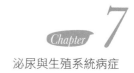
· 增加鐵、鋅、維生素 B₆ 攝取量可以緩解症狀（事先諮詢醫生）。

芳香療法

· 玫瑰天竺葵或波旁天竺葵可以緩和排血量、減少痙攣。

· 羅馬洋甘菊的鎮痙止痛效果佳。

· 真正薰衣草可以緩解疼痛。

· 調合 1 湯匙（10 毫升）黑種草油或瓊崖海棠油或昆士蘭堅果油
  ＋20 滴波旁天竺葵＋20 滴羅馬洋甘菊＋20 滴真正薰衣草。

· 取用 10 滴塗抹在腹部，經期間每日 4～8 次。

· 可以根據個人症狀調整精油比例，只要維持 60 滴精油和 10 毫升
  植物油即可（根據疼痛或痙攣的狀況）。

穴位指壓

· 順時針按揉 圖 1 中的穴位，穩定
  出血量，也可以滴 2 滴岩玫瑰精
  油，每日 2 次。

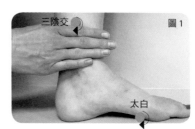

（上：三陰交＋下：太白）：順時針按揉這兩
個穴位，第 1 個位於腳踝上方 4 指處，第 2
個位於大腳趾蹠骨旁。

· 經期前腹部疼痛，順時針按揉
  <u>圖 2</u> 中的穴位調經。

· 逆時針按壓<u>圖 3</u> 中的穴位，減
  少血塊，緩解因瘀血產生的腹
  痛。塗抹 2 滴桉油樟精油。

· 疼痛伴隨畏寒：可以在經期前
  以吹風機吹熱腹部（注意高溫）。

· 順時針按揉<u>圖 4</u> 中的穴位調經。

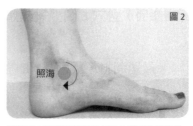

（照海）：順時針按揉位於足內踝下方的穴位。

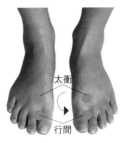

（下：行間＋上：太衝）：逆時針按
壓這兩個穴位，第一個位於第 1 趾
根部，第二個則是位於第 1 趾和第
2 趾間蹠骨末端凹陷處。

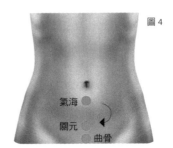

（下：曲骨＋中：關元＋上：氣海）：順時針
按揉這 3 個穴位，由下至上，第 1 個位於恥骨
聯合上方，第 2 個位於恥骨上方 3 指處，第 3
個位於肚臍下方 2 指處。

經期遲來

【定義】

月經超過 28～30 天仍不來，就是月經週期過長。週期過長的原因很多：壓力過大、飲食習慣改變、卵巢囊腫、更年期前兆、荷爾蒙失調和其他病症（腹瀉）等都可能影響。（若每個月很規律，都是 32 日的週期，不一定是不正常）。

症狀

月經遲來，腹部疼痛，乳房脹痛。

也可能伴隨：

· 臉色蒼白、暈眩、經血不多。

· 身體冰冷（四肢冰冷、腹部冰冷），經血不多。

· 經血帶血塊、腹部疼痛、煩躁、抑鬱、乳房脹痛、經血量少。

治療方法

　有此情況者，務必諮詢婦產科醫生和驗孕。

民俗療法：

· 一般情況下，歐白芷根（*Angelica archangelica*）和當歸（*Angelica sinensis*）茶都可以催經。

· **心情憂鬱或感到煩躁**：可以飲用馬鞭草茶。

· 月經來前和月經前 2 日，服用蘆薈：飯後 2 茶匙蘆薈萃取液，每

日 2 次（催經、緩和疼痛）。

· **感到冰冷**：泡熱水澡（加入 1 把灰鹽，增加礦物質），熱水袋或以吹風機吹熱腹部，這些方法都可以催經、緩和疼痛。

· **乳房脹痛**：週期後段每日 1～3 錠琉璃苣油。

· 薺菜、西洋蓍草、日本蓍草可以減緩出血。

芳香療法

· 調合 1 湯匙（10 毫升）昆士蘭堅果油或瓊崖海棠油＋15 滴龍蒿＋20 滴羅馬洋甘菊。或者 1 湯匙（10 毫升）昆士蘭堅果油或瓊崖海棠油＋10 滴快樂鼠尾草（注意使用禁忌）＋15 滴甜茴香。

· 經期前 2～3 日取以上 10 滴配方按摩腹部，經期初 2 日改為每日 3 次（第一個配方針對疼痛；第二個配方針對調經）。

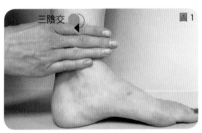

· 取 2 滴肉桂精油和 2 滴植物油，用於圖 1 中的穴位上催經（1 日 3 次）。

（三陰交）：順時針按揉此穴。穴位位於足內踝上方 4 指處。用 2 滴肉桂精油與 2 滴植物油催經（每日 3 次）。

穴位指壓

· **臉色蒼白、暈眩、經血不足時**：經期來前 2 星期，每 2 日以順時針按揉圖 1、2 中的穴位和圖 3 中的 A 點。補足血氣。

- **畏寒、經血量多、疲憊時**：經期前一星期間，每日溫熱腹部（熱敷袋、吹風機），並以雙向推揉 圖 3 中的 A、B 兩點＋ 圖 1 、 2 中的穴位。

- **血液中含血塊或煩躁時**：逆時針按壓 圖 4 中的穴位，再使用 2 滴檸檬精質逆時針按壓 圖 5 中的穴位，解瘀血。

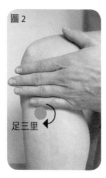

圖 2

（足三里）：順時針按揉此穴，位於小腿外側髕骨側邊下方 4 指處。

足三里

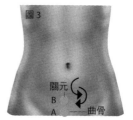

圖 3

關元
B
A
曲骨

（下：曲骨＋上：關元）：雙向推揉位於恥骨上方 1 指處的 A 點和 3 指處的 B 點。

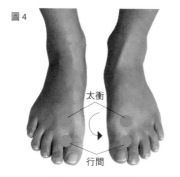

圖 4

太衝

行間

（太衝＋行間）：逆時針按壓這兩個穴位，第一個位於第 1 趾和第 2 趾間蹠骨旁，第二個則是位於大腳趾根部、第 1 趾和第 2 趾蹠骨間。

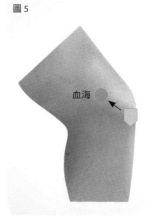

圖 5

血海

（血海）：逆時針按壓位於大腿內側髕骨上方 3 指處的穴位。

・任何情況都可以按摩 圖 6 中的穴位緩解。

圖 6
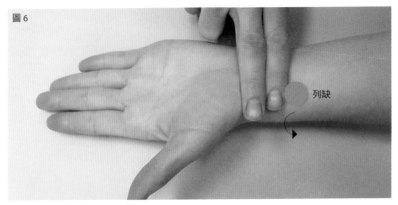
列缺

（列缺）：逆時針按壓位於腕橫紋上方 2 指處手內側，橈骨莖突上的穴位。

經痛

【定義】

經期來前下腹疼痛，有時經期開始後幾日間也會疼痛，並伴隨幾種不同的症狀。經痛的原因很多，青少年初經的幾年間、骨盆腔炎症、子宮內膜異位或是卵巢囊腫等都有可能。

症狀

經期開始時可能會有以下症狀：下腹疼痛、背痛（子宮收縮影響）、頭痛、疲憊、煩躁、身體痠痛、大便變軟、噁心、嘔吐⋯⋯。

治療方法

必須請婦產科醫生檢查，排除其他疾病的可能性。

民俗療法

· 歐白芷根和當歸茶都可以緩解疼痛。歐白芷能調節情緒，緩和煩躁的心情。通常取其乾燥後的根部泡茶（或煎煮），每日 3～6 杯。或是製成酊劑（飯前在一點水中加入 10～50 滴）。

· 椴木樹皮花茶（每日 4～6 杯）可以降低痙攣機率。

· 西洋牡荊、覆盆莓葉、鼠尾草（花茶）也有一樣的效果。

芳香療法

· 調合 10 毫升昆士蘭堅果油或瓊崖海棠油＋15 滴龍蒿＋20 滴羅馬洋甘菊。或者 20 滴真正薰衣草＋20 滴波旁天竺葵＋10 毫升昆士蘭堅果油或瓊崖海棠油。取 10 滴用於腹部，經痛時每日 3～6 次。

· 也可以調合 10 毫升植物油和 10 滴絲柏、10 滴羅勒、10 滴快樂鼠尾草（除非患有荷爾蒙相關疾病與癌症）。取 10 滴此配方塗抹於腹部，經痛時每日 4～6 次。

穴位指壓

· 若是月經期間輕微經痛但持久、經血不多、感到疲憊：順時針按揉圖 1 和圖 2 穴位，調經整氣。

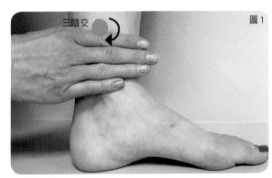

（三陰交）：順時針按揉位於內側腳踝上 4 指處的穴位。

· 腹部寒冷、大便變軟、疲憊、腹部無力、臉色蒼白：溫熱腹部
　（熱敷袋、吹風機、熱水淋浴）並以順時針按揉圖 1 和圖 3 穴位
　（整氣通血）。

（足三里）：順時針按
揉髕骨外側下方 4 指
處穴位。

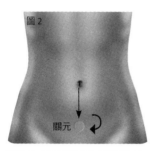

（關元）：順時針按揉位於肚臍下方
4 指處，或恥骨上方 3 指處的穴位。

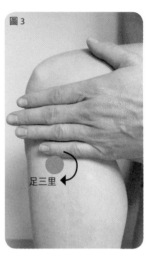

· 經期間，若骨盆和乳房感到疼痛，經血不多且帶血塊：逆時針按壓 圖 1 ＋ 圖 4 ＋ 圖 5 中的穴位，通血止痛。取 2 滴樟腦迷迭香，塗在 圖 5 穴位上，鬆弛肌肉、緩解疼痛。

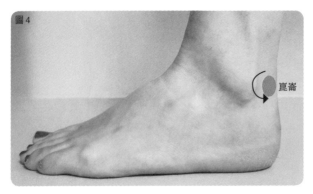

（崑崙）：逆時針按壓位於足外踝後方的穴位。

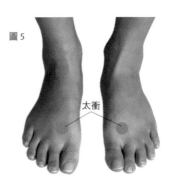

（太衝）：逆時針按壓位於第一趾和第二趾間蹠骨末端的穴位，並滴 2 滴樟腦迷迭香。

經前症候群

【定義】
顧名思義即經期前出現的症狀，在經期開始後一兩天內便緩解。

症狀
乳房緊繃且感到疼痛；水腫導致體重增加並感覺身體腫脹；腹部疼痛；腰椎疼痛。心理因素也會有影響，如憂傷、體力不足、感到不適、流淚不止、煩躁或焦慮、缺乏性慾、睡眠不足。

治療方法
民俗療法

· 歐白芷根和當歸茶都可以消水腫止痛，也能緩和煩躁的情緒，是處理與月經相關問題的最佳選擇。通常取其乾燥後的根部泡茶（或煎煮），每日 3～6 杯。或是製成酊劑（飯前在一點水中加入 10～50 滴）。（Weiss, 2000）

· 椴木樹皮花茶（每日 4～6 杯）可以降低痙攣、通血；山柳菊和櫻桃尾則能有效消水腫。

· 馬鞭草、香蜂草能平衡神經，調節消化系統。

· 琉璃苣油錠（月經週期後半 15 日，每日 2 錠，每錠 1000 毫克），緩和經前症候群。

芳香療法

· 根據不同症狀，可以使用緩解經痛的精油配方（參考 191 頁）。

· **消水腫配方**：10 毫升植物油＋10 滴絲柏＋10 滴乳香＋10 滴真正薰衣草。

經期前 10 日，每日 4～6 次，每次取 10 滴塗於腹部。可以用杜松與薰陸香精油取代（請注意使用禁忌）。

穴位指壓

· 水腫時，以逆時針按壓圖 1 的穴位 A 點和 B 點，再以順時針按揉穴位 C 點排除水分。

圖 1

逆時針按壓位於脛骨內側髁後下方凹陷處的 A 點（陰陵泉），以及位於足內踝上方 4 指處的 B 點（三陰交）。順時針按揉腳踝後方 C 點（太溪）。腳踝下方 D 點（照海）。

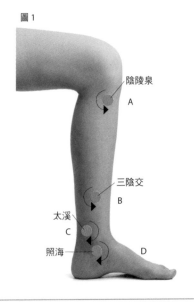

陰陵泉
A

三陰交
B

太溪
C

照海
D

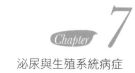
· 激勵身心、提昇能量：順時針按揉
圖 2 穴位。

· 緩解腹部疼痛：逆時針按壓圖 3 穴
位。

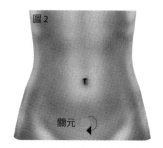

（關元）：順時針按揉位於恥骨上方 3
指處的穴位。

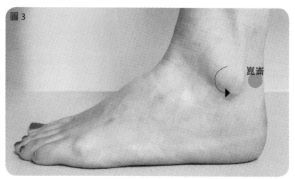

（崑崙）：逆時針按壓位
於足外踝後方的穴位。

· **經前失眠、作夢、頭痛、痠痛**：逆時針按壓圖 4 穴位，順時針按
揉圖 1 中的 D 點，可以放鬆心靈。取用 2 滴薰衣草精油（單方）
或 2 滴甜馬鬱蘭（以半茶匙植物油稀釋）。

· **經前或經期間乳房疼痛、煩躁、頭痛、易怒**：逆時針按壓 圖5 中的穴位和 圖4 的穴位。

圖4

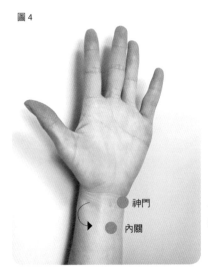

（上：神門，下：內關）：逆時針按壓此 2 穴。
第一個位於小指側腕橫紋下，第二個位於腕橫
紋下方正中央 3 指處，手腕正中央。

圖5

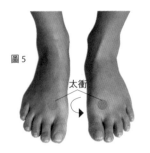

（太衝）：逆時針按壓位於第 1 趾和
第 2 趾間蹠骨末端的穴位。

更年期

【定義】

更年期即卵巢停止分泌雌激素，也就是停止排卵、不再有月經的期間。一般約在 50 歲左右開始，持續 2～7 年，期間的月經不太穩定，也會有許多不適症。

症狀

熱潮紅、憂鬱、經期不定、睡眠障礙、記憶力衰退、夜間盜汗等。

治療方法

由於更年期的症狀大致和月經的問題一樣，可以根據不同的症狀，參考前面關於經血過多、經痛或經前症候群的療法。這些療法都只能用來緩解症狀，對於週期和加速更年期沒有任何作用。這種狀況必須直接找婦產科醫生處理。

民俗療法

· 藥用纈草、西番蓮、美黃芩花茶都可以助眠。

· 蒲公英、綠毛山柳菊、櫻桃尾花茶可以用於消水腫。

· 歐白芷能緩解熱潮紅。

· 月見草油錠（每日 1～2 錠 1000 毫克）可以緩解症狀。

芳香療法

- 請見前一症狀，精油配方相同。
- 調合 10 毫升摩洛哥堅果油＋50 滴快樂鼠尾草（注意使用禁忌）＋25 滴波旁天竺葵（MILLET, *Guide Marabout des huiles essentielles*, 2015）。取用 10 滴塗於腹部（每日 4～6 次，持續 3 星期後休息 1 星期，再重覆），可以改善熱潮紅。

穴位指壓

- **夜間盜汗**：順時針按揉圖 1 穴位。
- **水腫**：逆時針按壓圖 2 穴位。
- **助眠、減少作夢、平靜心靈**：逆時針按壓圖 3 中的 A、B 兩點。
- **感到發熱、乾燥和口渴**：順時針按揉圖 4 穴位。
- 所有症狀逆時針按壓圖 5 穴位。

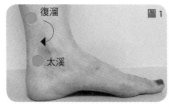

圖1

（下：太溪＋上：復溜）：順時針按揉這兩點，第一點位於足內踝後方，第二點位於第一點上方3指處。

圖3

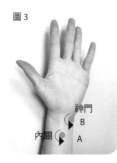

（A：內關＋B：神門）：逆時針按壓A點，位於腕橫紋下方正中央3指處。逆時針按壓B點，位於腕橫紋下方，小指側。

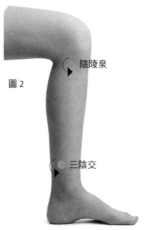

圖2

（下：三陰交＋上：陰陵泉）：逆時針按壓這兩點，第一點位於踝骨尖點上方4指處，第二點位於脛骨內側髁後下方凹陷處。

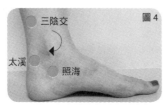

（上：三陰交＋中：太溪＋下：照海）：順時針按揉這三點。分別位於足內踝後方和下方，還有最高的點位於內踝尖點上方4指處。

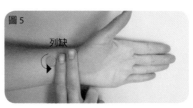

（列缺）：逆時針按壓位於腕橫紋往上2指處的穴位（大拇指側）。

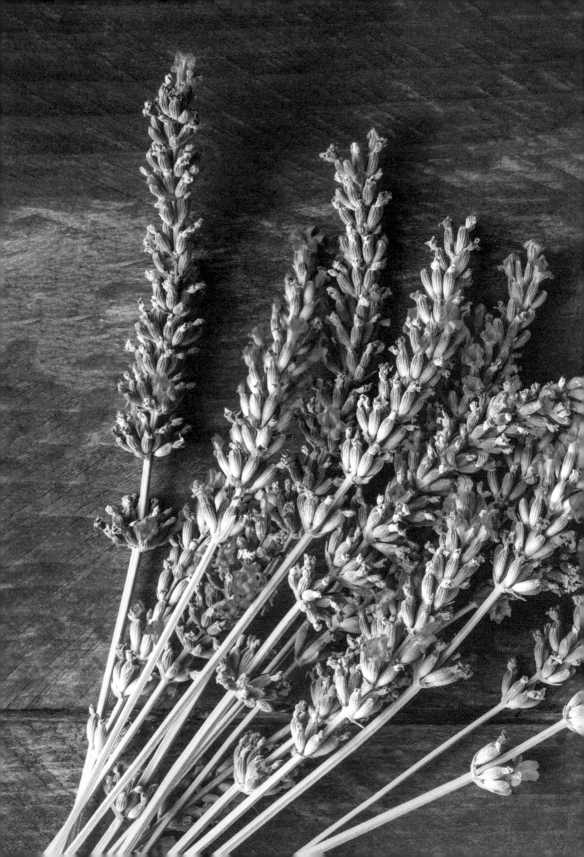

Chapter 8

肌肉骨骼病症

本章分節安排不太一樣，因為許多肌肉骨骼相關的問題和病症對應的藥用植物療法和芳香療法是相同的，穴位也幾乎一致（幾個特殊的局部穴位會另外標示）。這裡提及的病症和療法**只限於成人**，幼童不得應用。每一小節中都會同時討論幾個病症：

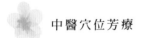

肌肉相關問題

【定義】

肌肉痠痛、肌肉攣縮、斜頸症（落枕）、纖維肌痛症……這幾種病症都是因為肌肉痙攣或攣縮造成的行動不便。纖維肌痛症較為複雜，患有此疾者，肌肉和骨頭都會感到疼痛，且會全身僵硬。

治療方法

這些症狀都要藉熱度緩解（熱敷袋、熱水澡），按摩也是非常好的方法。面對纖維肌痛症時，心理因素的影響很大（患者通常感到焦慮，並有很大的壓力），絕不能低估或忽略。

民俗療法

· 花茶的效用不大，以下集中討論局部治療。

· 在熱水中加入一把粗鹽可以緩和肌肉攣縮的問題。

芳香療法

· 調合 10 毫升昆士蘭堅果油或黑種草油＋10 滴樟腦迷迭香＋10 滴薑＋10 滴真正薰衣草。或者 10 毫升植物油＋10 滴白珠（冬青）＋10 滴羅馬洋甘菊＋10 滴波旁天竺葵。取用 10～15 滴塗抹於攣縮或感到疼痛的肌肉上。

纖維肌痛症患者可以外加以下配方，任選一種緩和疼痛：

· 調合 10 毫升昆士蘭堅果油＋10 滴甜馬鬱蘭＋10 滴紅桔葉＋5 滴
依蘭。

感到非常苦惱或壓力極大時，取用 5 滴塗在手腕和太陽神經叢
上，每日 2 次。

· 也可以取 2 滴檸檬精油，塗在 圖 1 的 2 個穴位上，每日 2 次，直
到肌肉恢復正常。

穴位指壓

· 逆時針按壓 圖 1 中的兩個穴位：鬆弛肌肉。

· 逆時針按壓 圖 2 中的 A 點，緩解肌肉攣縮。

· 順時針按揉 圖 2 中的 B 點，強化肌肉。

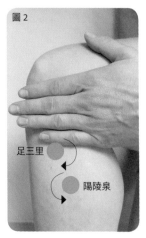

圖 2

足三里

陽陵泉

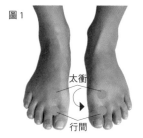

圖 1

太衝

行間

（行間＋太衝）：逆時針按壓這幾
個穴位，第 1 點位於大腳趾根部，
第 2 點則在第 1 點上方 2 指處。

（B：足三里＋A：陽陵泉）：順時針按揉位於髕骨外側下方 4
指處的 B 點，再逆時針按壓位於腓骨頭下偏前方的 A 點。

‧用力逆時針按壓圖 3 穴位，緩解疼痛和肌肉攣縮。

‧順時針按揉圖 4 穴位補氣。

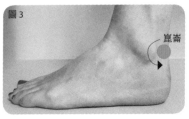

（崑崙）：逆時針按壓此穴，穴位位於足外踝後方。

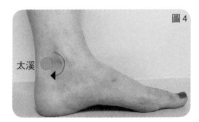

（太溪）：順時針按揉此穴，穴位位於足內踝後方。

　　這些病症最需要的是局部治療，以熱敷袋、熱水澡或吹風機等溫熱攣縮的肌肉，並確實按摩。

肌腱相關問題

【定義】

肌腱炎即是肌腱發炎。這種發炎肇因於過度使用肌腱，導致肌腱增厚，動作時會感到強烈疼痛。

長期進行某種運動、因工作需求重覆某個動作或是姿勢不良都是造成發炎的原因。發炎的部位可能是肩膀、膝蓋、手肘（根據發炎的肌腱不同，可分為網球肘或高爾夫球肘）、手腕、髖關節（腰部為最常見的肌腱炎）或跟腱。(CFPMS : Centre de formation professionnelle des métiers du sport, 2017)

症狀

做特定動作時發炎部位會感到疼痛、局部腫脹，疼痛可能蔓延到整個關節，導致關節紅腫。

深層疼痛，移動時會感到灼熱，夜間可能加劇。

治療方法

　　以下方法無法取代醫生或物理治療，但可以提供額外的方法緩解或治癒症狀。

民俗療法

・泥敷（綠泥或白泥）可以緩解炎症和疼痛。泥敷後再使用下列精油配方。

．冰敷疼痛部位可緩解炎症。冰敷只用於發炎期間（發熱部位），
慢性肌腱炎最好以熱敷緩解。

．蕁麻花草茶（每日 6～8 杯）可以幫助消炎。

．務必讓發炎部位充分休息。

芳香療法

．調合 10 毫升瓊崖海棠油或昆士蘭堅果油＋20 滴白珠（冬青）＋
20 滴真正薰衣草＋20 滴檸檬尤加利。

．劇烈疼痛時：10 毫升植物油＋15 滴羅馬洋甘菊＋5 滴依蘭＋15
滴樟腦迷迭香。取用 10～15 滴配方，每日 4～6 次塗於發炎部
位，直到症狀緩解。

穴位指壓

．雙向推揉圖 1 穴位：此穴能有效找回肌腱平衡。

．逆時針按壓圖 2 穴位緩解疼痛。

．逆時針按壓圖 3 中的兩個穴位：對應肌肉與肌腱。

．手肘疼痛時，逆時針按壓位於二頭肌底部，鷹嘴突凹陷處的穴
位。

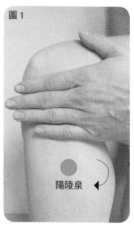

（陽陵泉）：雙向推揉位於小腿
外側腓骨頭下偏前的穴位。

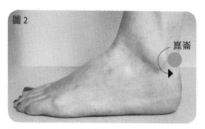

（崑崙）：逆時針按壓位於外踝後側的穴位。

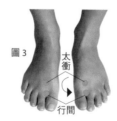

（下：行間＋上：太衝）：逆
時針按壓這兩個穴位，第一個
位於第 1 趾根部，第二個則是
位於第 1 趾和第 2 趾間蹠骨末
端凹陷處。

‧也可以（按照肌腱的位置）尋找周圍疼痛的點，以適當的力道持
續按壓 1～2 分鐘。透過消除炎症引起的肌肉緊繃緩解疼痛。

關節相關問題

【定義】

關節炎、肩關節周圍炎、關節囊炎、類風濕性關節炎、僵直性脊椎炎、發炎性風濕⋯⋯這些問題都和發炎疼痛與關節退化症候群（發炎性風濕）有關。僵直性脊椎炎會讓脊椎逐漸僵硬。

關節囊炎是肩關節囊（包覆關節的一層薄膜）發炎。通常是因為肌腱炎沒有妥善處理，導致關節囊回縮（即是五十肩）。

症狀

夜間移動發炎部位會感到疼痛（髖關節、膝關節、肩關節、頸椎⋯⋯）、局部發炎、無法自由活動，嚴重時會動彈不得。早晨時，發炎的關節會變得僵硬。休息時疼痛會稍微緩解，一移動又痛。

治療方法

民俗療法

· 泥敷（綠泥或白泥）可以緩解炎症和疼痛。泥敷後再使用下列精油配方。

· 冰敷疼痛部位可緩解炎症。

　冰敷只用於發炎期間（發熱部位），若是慢性疼痛最好以熱敷緩解。

· 蕁麻花草茶（每日 6～8 杯）可以幫助消炎。

· 務必讓發炎部位充分休息。

· 必須調整飲食習慣（患者體質通常偏酸性），多吃蔬菜水果、穀物、香料，減少肉類、咖啡、酒精、奶類製品、糖的攝取量。

芳香療法

· 調合 10 毫升的瓊崖海棠油或昆士蘭堅果油＋20 滴白珠（冬青）＋20 滴真正薰衣草＋20 滴檸檬尤加利。

· 劇烈疼痛：

10 毫升植物油＋15 滴羅馬洋甘菊＋5 滴依蘭＋15 滴樟腦迷迭香。

或是 10 毫升植物油＋20 滴龍腦百里香＋20 滴白珠（冬青）＋20 滴檸檬尤加利。

· 五十肩：10 毫升瓊崖海棠油＋20 滴依蘭＋20 滴熱帶羅勒＋20 滴羅馬洋甘菊＋8 滴丁香（注意使用禁忌）。（Maillard, 2015）

取用 10～15 滴配方，塗抹在發炎部位，每日 4～6 次，直到症狀緩解。

穴位指壓

除了穴位外，在炎症稍微緩和之際，也不要忘了按摩疼痛部位，並在可能的範圍內溫和地活動關節。

・順時針按揉<mark>圖 1</mark> 中的兩個點（補氣活絡關節）。

・順時針按揉<mark>圖 2</mark> 中的穴位（補氣活絡關節）。

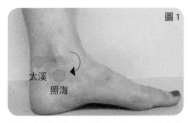

（上：太溪，下：照海）：順時針按揉位於內踝下方和後方的穴位。

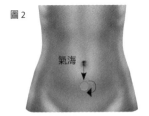

（氣海）：順時針按揉肚臍下方 2 指處的穴位。

・順時針按揉<mark>圖 3</mark> 中的穴位（強化肌肉與肌腱的重要穴點）

・逆時針按壓<mark>圖 4</mark> 中的穴位（驅散發炎產生的熱）。

　如果關節囊炎與心理因素有關（經常如此），也可以：

・逆時針按壓<mark>圖 5</mark> 穴位和神經叢，並滴上 6 滴甜馬鬱蘭精油〔以 1茶匙（5 毫升）植物油稀釋〕。每日 3 次，直到症狀緩解。

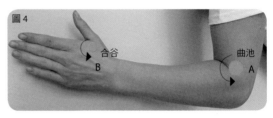

（右：曲池＋左：合谷）：逆時針按壓此2
穴，A點位於手肘橫紋外側盡頭；B點位於虎
口、食指掌骨中間。

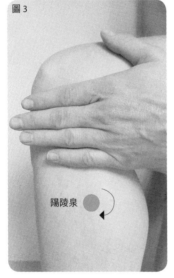

（陽陵泉）：順時針按揉此穴。穴位位於
小腿外側腓骨頭下偏前的位置。

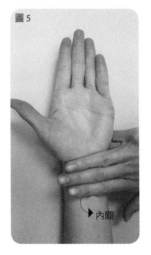

（內關）：逆時針按壓位於腕橫
紋下方3指處的穴位。

骨關節炎

【定義】

骨關節炎是關節的慢性疾病，肇因於關節軟骨過度使用而感到疼痛。雖然年齡是重要的因素，但反覆創傷和過度動作也可能發病。

骨關節炎是風濕的一種，為退化性病症，日子一久易成殘疾。

症狀

關節疼痛（最常發病的部位是肩關節、膝關節、髖關節和腰椎），休息後可獲得改善。

晨起時關節僵硬，稍微暖身就可改善。

發炎的關節可能腫脹。

治療方法

民俗療法

· 熱敷關節：熱敷袋、保暖衣物等。

· 在疼痛部位溫熱泥敷（每日 2 次）。

· 每日飲用 4 次小白菊、繡線菊花或白柳樹皮花茶可緩解疼痛。

芳香療法

· 調合 1 湯匙（10 毫升）瓊崖海棠油（或昆士蘭堅果油）＋20 滴白珠（冬青）＋20 滴檸檬尤加利＋5 滴依蘭。

· 或是 20 滴真正薰衣草＋20 滴檸檬尤加利＋20 滴薑＋10 毫升（1

湯匙）瓊崖海棠油（或昆士蘭堅果油）。

炎症發作時，取用 15 滴以上配方塗抹於疼痛的關節，每日 3
次。

若是慢性發炎疼痛，則以等量精油加上 20 毫升植物油，每日 2
次，每次 10 滴用於痛處。

穴位指壓

．順時針按揉圖 1 中的 2 點強化關節。

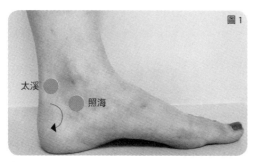

圖 1

太溪

照海

（下：照海＋上：太溪）：順時針按揉位於內踝下方和後方
的穴位。

．順時針按揉圖 2 中的穴位也可以強
化關節。

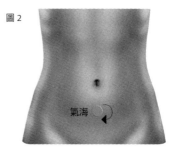

圖 2

氣海

（氣海）：順時針按揉位於肚臍下方 2
指處的穴位。

慢性下背痛、背痛

【定義】

背部疼痛最常見的原因是椎間盤擠壓，或是外在傷害造成的韌帶或肌肉損傷。姿勢不良、缺乏練習、懷孕、體重過重、經常搬運重物都是肇因。

症狀

背痛、腰部線狀放射疼痛、僵硬、肌肉攣縮。移動困難、無法彎腰。低溫和濕氣都會讓疼痛加劇。

治療方法

民俗療法

· 發炎：在疼痛部位敷上綠泥。

· 慢性疼痛可以熱敷（熱敷袋）或混合芥末粉（也稱為芥末硬膏）和綠泥塗上。

· 將 1 把灰鹽和 20 滴白珠（冬青）放在基底浴劑裡，倒入熱水泡澡（慢性疼痛）。

· 飲用白柳樹皮花茶，每日 3～4 次消炎止痛。（所有症狀）

芳香療法

· 20 毫升植物油＋20 滴龍腦百里香＋20 滴白珠（冬青）＋20 滴檸檬尤加利。

· 檸檬尤加利可以用月桂取代，炎症發作時，也可以用胡椒薄荷取代。

　　任選一個組合，取用 20 滴配方（慢性疼痛期間每日 2 次，炎症發作期間每日 4 次）。

穴位指壓

· 逆時針按壓圖 1 中的穴位緩解疼痛；若下背痛擴散至上肢時，就以逆時針按壓圖 2 中的兩個穴位。

（崑崙）：逆時針按壓位於外踝後方的穴位。

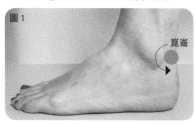

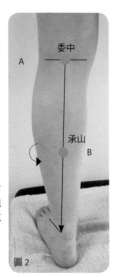

（A：委中＋B：承山）：逆時針按壓位於膝蓋後方兩條肌腱間的 A 點，活動膝蓋時可以觸摸到。還有位於腓肌凹陷處與外踝突起處中間的 B 點。這幾個穴位對下背痛很有幫助。

· 發炎期間以逆時針按壓圖 3 的穴位散熱。

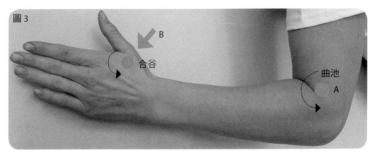

（A：曲池＋B：合谷）：逆時針按壓位於手肘橫紋外側盡頭的 A 點，以及位於虎口食指掌骨中間的 B 點。

· 順時針按揉圖 4 穴位強化下背。

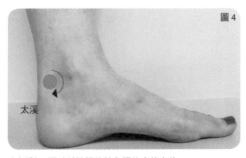

（太溪）：順時針按揉位於內踝後方的穴位。

·圖5穴位可以強化下背，下背痛若伴隨腹痛時，此穴也很有用。

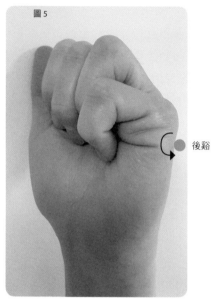

圖5

後谿

（後谿）：以逆時針方向用力按壓此穴，就在小指下方側
掌橫紋處。手掌握拳，在小指形成的橫紋末端。

坐骨神經痛、股神經痛

【定義】

坐骨神經痛是指坐骨神經的根部受到壓迫，導致整條神經發炎疼痛。這條神經自腿部後方延伸到踝關節。坐骨神經痛通常會在慢性下背痛後出現，是背痛症狀中最常見的。

股神經痛則是股神經的根部受到壓迫引發的炎症和大腿前面疼痛。

症狀

坐骨神經痛：深層疼痛、自背部開始延伸到腿部後面整條坐骨神經，嚴重時也會擴散到踝關節。患者難以行走，甚至動彈不得。

股神經痛：雙腿伸展及彎曲時會感到疼痛，嚴重發炎時，腿部可能動彈不得。

治療方法

發炎時絕對要用冰敷而非熱敷。

民俗療法

· 在疼痛的下背處敷上微溫或冷綠泥。

· 椴木樹皮花茶或白柳樹皮花茶都可以緩解疼痛（炎症發作時每日4～6次）。

芳香療法（急性發作時）

· 準備 10 毫升瓊崖海棠油或山金車浸泡油＋20 滴龍腦百里香＋20
  滴白珠＋20 滴檸檬尤加利。或者 10 毫升植物油＋40 滴胡椒薄荷
  ＋20 滴白珠＋20 滴羅馬洋甘菊。

· 取用以上 20 滴配方塗抹於疼痛部位，每日 4〜6 次塗於下背。

· 炎症緩和後，精油用量減半，也就是將植物油的量提升到 20 毫
  升。

穴位指壓

· 逆時針按壓 圖 1 穴位：消炎止痛。

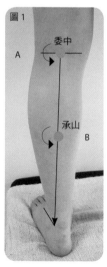

（A：委中＋B：承山）：逆時針按壓位於膝蓋後方兩條肌腱正中央的 A
點，活動膝蓋時可以觸摸到。還有位於腓肌凹陷處與外踝尖點連線中
央的 B 點。

· 坐骨神經痛或股神經痛：順時針按揉圖2中的A點，逆時針按壓圖2中的B點和圖3中的穴位，能夠阻止疼痛擴散。肌肉攣縮引發疼痛，或因脊椎過度伸展導致僵硬時，也可以按摩這幾個穴位。

· 坐骨神經痛導致脊椎僵硬時：逆時針按壓圖4穴位緩解疼痛。

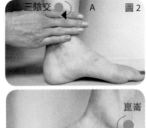

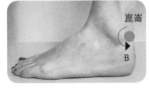

（A：三陰交＋B：崑崙）：順時針按揉內踝上方4指處的A點。逆時針按壓位於外踝後方的B點。

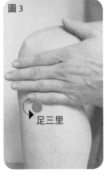

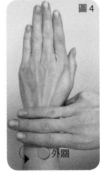

（足三里）：逆時針按壓位於髕骨外側下方4指處的穴位。

（外關）：逆時針按壓位於前臂腕背橫紋下方正中央3指處的穴位。

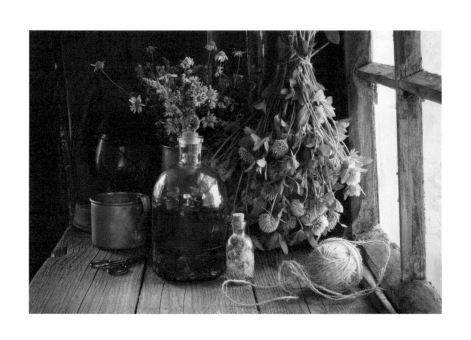

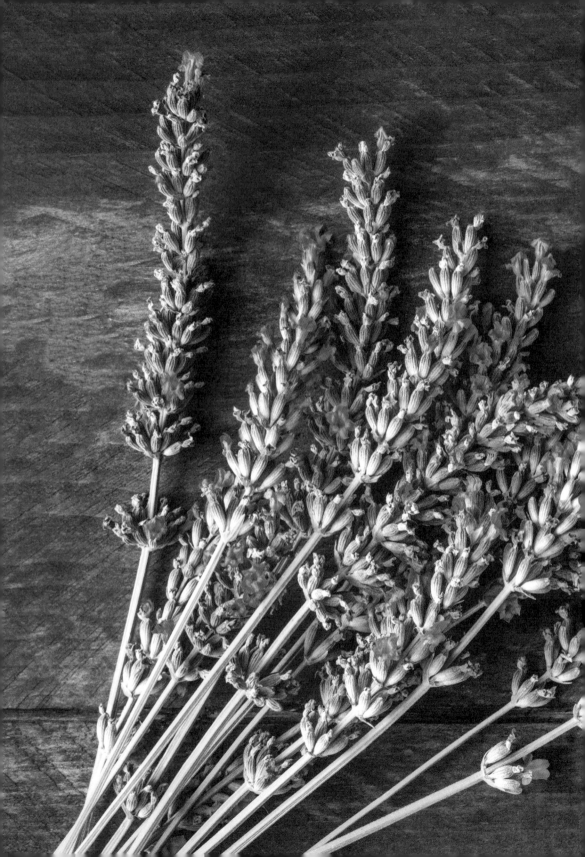

壓力造成的不適

焦慮症

【定義】

焦慮症是一種整體不適的感受，對所有事情感到擔憂，並伴隨各種不同症狀。

症狀

持續感到擔憂、胸悶、手汗、睡眠品質不佳、身體虛弱、疲憊、口乾、沒有食慾、噁心、心跳加速。可能同時有好幾個症狀。

治療方法

民俗療法

· 燕麥片中富含維生素 B，能夠維護神經系統。長期攝取可以降低焦慮。

· 椴木、羅馬洋甘菊、藥用纈草、馬鬱蘭、馬鞭草、西番蓮都是可以降低焦慮的花茶。每日飲用 4～6 杯。

· 蘋果和萵苣都含有鎮定的成分。

芳香療法

· 成人：1 湯匙（10 毫升）昆士蘭堅果油或其他植物油＋20 滴羅馬洋甘菊＋10 滴依蘭＋20 滴真正薰衣草。

· 或是 10 毫升植物油＋20 滴紅橘＋20 滴苦橙＋10 滴波旁天竺葵。

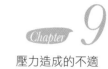

- 也可以根據個人喜好，以其他有放鬆身心效果的精油取代（可以參考 61 頁），只要維持 50 滴精油與 10 毫升植物油的比例即可。取用 10～15 滴配方，每日 2～4 次（根據需求）塗抹於手腕與神經叢上。
- 取用 20 滴精油（自上述精油中選取）放在基底浴劑中後，再加入一把天然灰鹽泡澡。
- **幼兒**（3～6 歲）：焦慮、無法入眠時，調合 5 滴紅橘＋5 滴真正薰衣草＋10 毫升昆士蘭堅果油，塗抹於神經叢和腳板上，每日 1～2 次。

穴位指壓

- 失眠時，也可以取用 2 滴穗甘松精油，塗抹於圖 1 中的穴位，再以逆時針按壓數次。

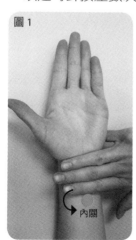

圖 1

（內關）：在穴位上塗精油後，以逆時針按壓。每日數次。穴位位於手腕橫紋下方正中央 3 指處。

內關

· 安神：順時針按揉圖 2 穴位，並滴上 2 滴甜馬鬱蘭精油。

· 緩和心跳：順時針按揉圖 3 穴位。

· 以順時針輕柔按揉胸骨末端，緩解胸悶（圖 4）此穴能安定情緒、舒緩身心。

圖 2

（神門）：按壓位於手腕橫紋上、手臂內側、豌豆骨內側邊凹陷處的穴位。

（照海）：順時針按揉位於內踝下方的穴位。

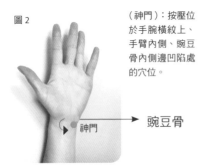

神門　　　　→　豌豆骨

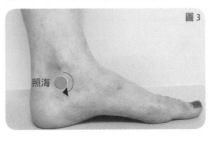

圖 3

照海

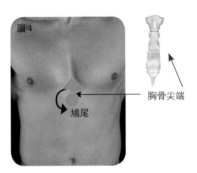

圖 4

鳩尾　　←　　胸骨尖端

（鳩尾）：逆時針按壓此穴，再沿胸骨輕柔地向上推。

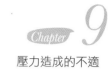

睡眠品質不佳

【定義】
睡眠品質不佳有好幾種狀況，包括難以入眠、夜裡醒來、晨起後無法入睡、夜裡煩躁夢多、睡眠週期紊亂、噩夢不斷等。

症狀

想得太多無法入眠、半夜 2 點驚醒、反覆作夢、噩夢不斷、淺眠、沒有辦法真正休息。

治療方法

民俗療法

· 盡量多喝花茶：馬鞭草、山楂、藥用纈草、香蜂草、薰衣草、洋甘菊、椴木、橙花……多調配幾種不同花茶，找出適合自己的配方。

　洋甘菊、椴木、馬鞭草都有助於入眠；橙花、藥用纈草和香蜂草可以提昇睡眠品質。

　每日飲用 3～4 杯，其中一杯在睡前 1 小時喝。

· 睡前一杯黑巴羅草花茶有助入眠。（ESCOP (Recherche, 1999 – 2018）

· 老方法，一杯加了蜂蜜的熱牛奶也可以舒緩緊張的情緒。

· 睡前 2 小時泡熱水澡，再喝一杯花茶也能達到舒緩的效果。

芳香療法

· 226-227 頁的精油配方也適用於此（成人與幼兒）。

· 成人：調合 10 毫升植物油＋20 滴橙花＋20 滴羅馬洋甘菊。

· 或是 10 毫升植物油＋30 滴真正薰衣草＋10 滴紅橘。

取 10 滴以上配方（任選），按摩太陽神經叢和手腕（圖 1 區域）。

穴位指壓

· 任何狀況下，需要緩和身心時：逆時針按壓 A 點（圖 1），再按順時針按揉 B 點。

· 多夢、不安：順時針按揉圖 2 中的 A 和 B 點。

· 心事重重、輾轉難眠：逆時針按壓圖 2 中的 C 點，再按順時針按揉圖 2 中的 B 點。

圖 1
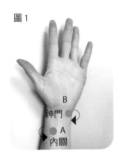

（A：內關＋B：神門）：逆時針按壓 A 點，此點位於腕橫紋正中央下方 3 指處；順時針按揉 B 點，此點位於小指側腕橫紋上。

圖 2
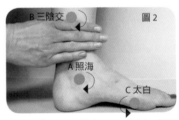

（A：照海＋B：三陰交＋C：太白）：順時針按揉位於內踝下方的 A 點和內踝尖點上方 4 指處的 B 點。
逆時針按壓位於大腳趾蹠骨根部、腳板側邊的 C 點。
在這三點上塗抹精油。

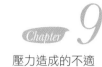

· 過早起床（時間不定且難以再次入眠）：順時針按揉圖 3 穴位。

· 凌晨 2 點驚醒：逆時針按壓圖 4 穴位。

　　這些穴位可以處理偶發的狀況，但光靠它們無法解決積累已久的睡眠問題。

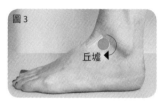

（丘墟）：逆時針按壓位於外踝前方、
腳踝伸趾長肌旁的穴位。

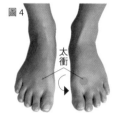

（太衝）：逆時針按壓位於第 1 和第 2 趾蹠骨
間凹陷處的穴位。

抑鬱症

【定義】

抑鬱症是一種心身疾病（譯註：或稱為心身症），也就是會同時有生理上和心理上的不適。這種病症非常複雜，包含各種情緒障礙，患者很難感覺到自己的情緒變化（開心與難過），總是處在悲傷之中。

但千萬不要和其他的悲傷狀態搞混了（例如喪葬）。

這裡要談的是「輕微」的抑鬱，也就是症狀出現之初。

症狀

持續憂鬱、注意力不集中、容易疲憊、睡眠品質不佳、食慾不振、口條緩慢、精神紊亂、內疚、失去人生目標、沒有任何計畫、大便軟或便秘（因人而異）、心悸……。

治療方法

一有症狀就要趕緊作出反應，不要讓這種狀態持續。

民俗療法

· 聖約翰草是治療抑鬱最有效的植物（許多研究證明）（MC, 2001）。可以泡成花茶飲用或服用片劑（每日至少 300 毫克）（Science, 2016）。

· 大量食用燕麥片也能抵抗憂鬱。

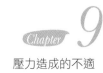
芳香療法

成人限定

・調合 1 湯匙（10 毫升）植物油＋20 滴甜馬鬱蘭＋10 滴檸檬馬鞭草。

・或 10 毫升植物油＋20 滴穗甘松＋20 滴羅馬洋甘菊＋10 滴加拿大鐵杉。

・第一種配方比較適合用在情緒受到衝擊時，用來平衡緊繃的神經；第二種配方也能達到平衡的作用，但主要還是用來安定情緒。每日 3 次，每次取用 5 滴塗在手腕上（圖 3 中的穴位），再取 5 滴用在神經叢（圖 2 中的 B 點），持續 8 日，接著以每日 2 次的頻律持續 8 日，再以每日 1 次的頻律持續 15 日。

穴位指壓

　　請注意：這幾個穴位都可以補氣提神，正是抑鬱症的患者最需要的。如果症狀明顯，務必要找醫生治療。

・順時針按揉圖 1 中的三個 A 點，可以幫助恢復精力，如果大便偏軟且身體感到疲憊也很有幫助。逆時針按壓 B 點恢復元氣。

・順時針按揉圖 2 中的 A 點恢復元氣，再逆時針按壓 B 點放鬆胸部和橫膈膜。

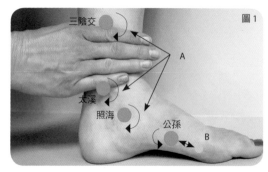

圖 1

（A：三陰交＋太溪＋照海、B：公孫）：順時針按揉 3 個 A 點，由上～下分別位於：踝骨上方 4 指處、內踝後方和內踝正下方。逆時針按壓 B 點，位於第 2 根蹠骨凹陷處，距離第 1 根蹠骨末端 1 指寬。

三陰交
太溪
照海
公孫
B
A

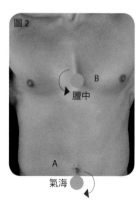

圖 2

（A：氣海＋B：膻中）：順時針按揉位於肚臍下 2 指處的 A 點，並以逆時針按壓位於雙邊乳頭連線、胸骨中央的 B 點。

B
膻中
A
氣海

・鎮定心神、穩定心跳、解決失眠問題：逆時針按壓圖 **3** 穴位。

・調整心情，為生活帶來一點愉悅：順時針按揉圖 **4** 穴位。

・便秘、嘴裡有苦味、頭痛、憤怒：逆時針按壓圖 **5** 中的穴位。

圖 3

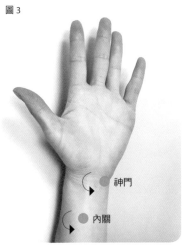

（神門＋內關）：順時針按揉此兩穴，上方穴
位位於腕橫紋上靠近小指側，下方穴位位於
腕橫紋下方正中央 3 指處肌腱之間。

圖 4

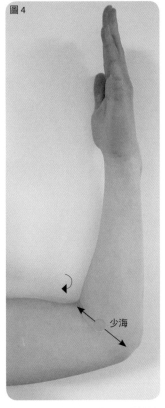

（少海）：順時針按揉位於手肘橫紋與
外肘連線中點的穴位。

圖 5

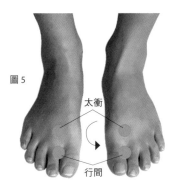

（下：行間＋上：太衝）：逆時針按壓這幾個
穴位。其中一個位於大腳趾根部，另一個位
於大腳趾蹠骨末端，介於大腳趾和食趾之
間。

頭痛、偏頭痛

【定義】

這裡的頭痛指的是各種形式的頭痛，而偏頭痛則較為劇烈的陣痛，疼痛範圍經常涵蓋半顆頭。頭痛和偏頭痛的肇因很多，包括心情煩悶、憤怒、著涼、眼疾等。

症狀

1. 頸部疼痛和著涼。
2. 憤怒造成頭部和太陽穴緊繃並感到暈眩。
3. 頭部緊繃、胸悶、四肢沉重。
4. 紅眼、紅舌、口渴、發燒、頭部脹痛欲裂。
5. 因過於疲憊而在一日之末感到些微頭痛，會因任何額外活動而加劇。

治療方法

民俗療法

- 小白菊可以降低頭痛與偏頭痛發作的頻率。每日食用新鮮葉子或錠劑（每日至少 205 毫克，持續 4 星期後，休息 1 星期，維持此頻率）。（Diener HC, 2005）

  歐洲植物療法科學合作組織（ESCOP）與世界衛生組織的檔案中都建議以小白菊治療偏頭痛。服用抗凝血劑期間應停止攝取。

- 飲用 3～6 杯胡椒薄荷、繡線菊花或香蜂草花茶（單方或複方都可）可以緩解頭痛（飲用後躺下休息）。

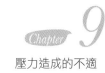
芳香療法

成人限定

· 調合 40 滴真正薰衣草＋30 滴胡椒薄荷＋10 毫升昆士蘭堅果油（或其他植物油）。

· 若是因血管問題引起的頭痛，可以調合 20 滴胡椒薄荷＋40 滴芳香白珠＋20 滴熱帶羅勒＋10 毫升植物油（請確認使用禁忌）。

· 或者在 10 毫升的植物油中加入 40 滴野薄荷＋20 滴羅馬洋甘菊＋20 滴樟腦迷迭香。

· 在下頸部上滴幾滴，並根據需求在面紙上滴幾滴後按時嗅吸，直到症狀緩解為止（必要時可以滴在太陽穴上，但要小心眼睛）。

穴位指壓（對應上述的症狀）

· 熱敷圖 1 中的區域，溫熱頭部。逆時針按壓圖 1 中的 A 點，和圖 2、圖 3 中的穴位驅散寒氣並緩解疼痛。

· 逆時針按壓圖 1 中的 A 點、圖 4 中的幾個點＋圖 6 中的 B 點，藉此順氣並緩解疼痛。

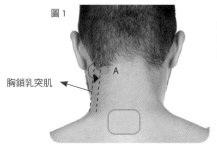

圖 1

胸鎖乳突肌

A

（風池）：熱敷下頸部與脊椎（吹風機或是沖熱水澡）。逆時針按壓 A 點，位於轉頭時會感覺到移動的肌肉後方凹陷處。

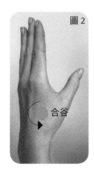

圖2

（列缺）：逆時針按壓位於
腕橫紋下方2指處的穴
位。

圖3

（合谷）：逆時針按壓位於虎口
處，食指下方掌骨中間的穴
位。

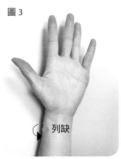

列缺

- 逆時針按壓圖1中的A點、圖2、圖5、圖6中A點、圖7中A點。這幾個穴位都可以醒腦。
- 逆時針按壓圖1中的A點、圖2、圖5、圖8，這幾個穴位可以散熱。

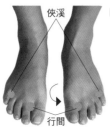

俠溪

圖4

（內側：行間＋外側：俠溪）：逆時針按壓位於腳趾根部，大腳趾和食趾與最後兩根腳趾間的穴位。

行間

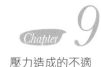
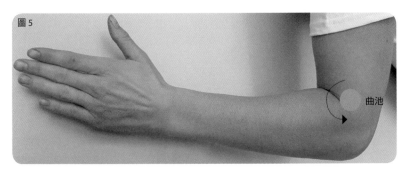

圖 5

曲池

（曲池）：逆時針按壓位於手肘橫紋外側盡頭的穴位。

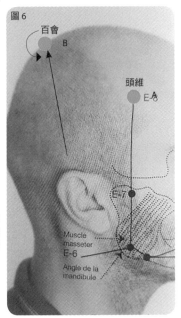

圖 6

百會
B

頭維
E‑8

E‑7

Muscle
masseter
E‑6

Angle de la
mandibule

（A：頭維＋B：百會）：逆時針按壓 A 點。此點位於
右邊線上，下顎內角下方，髮際線前凹陷處。（頭痛
時按壓這個穴位會非常有感，因此並不難找）逆時
針按壓 B 點，位於兩側耳朵連線的中間點。

・逆時針按壓圖 1 中的 A 點，同時以順時針按揉圖 6 中的 B 點、圖
7 中的 A、B 兩點、圖 9 的穴位，用於刺激並增加進入頭部的能
量。

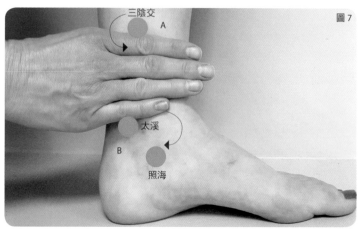

（Ａ：三陰交＋Ｂ：太溪、照海）：逆時針按壓位於內踝上方 4 指處的穴位。
順時針按揉分別位於內踝後方與下方的 B 點。

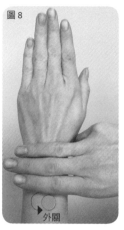

（外關）：逆時針按壓位於前臂
腕背橫紋下方正中央 3 指處的
穴位。

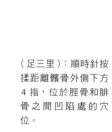

（足三里）：順時針按
揉距離髕骨外側下方
4 指，位於脛骨和腓
骨之間凹陷處的穴
位。

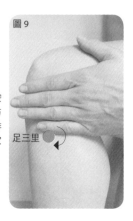

壓力過大

【定義】

壓力是身體為適應外在因素而作出的反應，藉此維持內在平衡。當個人要求與實際情況不符時，會感到失去平衡。雖然這是一種心理的感受，卻也會影響身體健康（IRS, 1993-2018）。

症狀

壓力帶來的症狀可能是生理的（各種疼痛如背痛、頭痛、慢性疲勞、心跳加速、噁心感、消化不良等），也可能是心理的〔煩躁、睡眠品質不佳、心思紊亂、記憶力下降、無法專注、食慾不振、情緒失控（如狂哭、悲傷、敏感、憤怒）〕，或者對任何事都提不起勁，例如工作、娛樂、家庭，也會對人際關係造成影響等。這些症狀還只是一小部分而已。

治療方法

可以參考書中不同症狀的應對方法。

民俗療法

· 富含維生素 B 群的燕麥是最佳的天然抗憂鬱食材，也能消除疲勞，維護神經系統。
· 定時飲用香蜂草、羅馬洋甘菊、西番蓮、藥用纈草、薰衣草等花茶都可以舒緩身心，幫助提升睡眠品質。

· 感到疲勞或壓力過大時，可以服用人蔘為身體找回平衡。

芳香療法

成人：所有能舒緩身心的精油都可以使用。

· 夜間泡澡（不要太熱）：1 把粗鹽＋10 滴真正薰衣草＋10 滴紅橘（精油要先倒在中性浴劑裡）。

· 調合 10 毫升植物油（任選）＋20 滴沉香醇百里香＋10 滴月桂＋20 滴真正薰衣草。取用 15 滴按摩腰椎，每日 2 次，再取 5 滴用於手腕（壓力引發疼痛時）。

· 或者以 10 毫升的植物油（任選）＋20 滴香桃木＋20 滴紅橘＋10 滴甜馬鬱蘭。取 15 滴按摩手腕與神經叢，每日 3～4 次（情緒低落、無法入眠者）。

· 在手腕上滴 3 滴穗甘松精油，每日 3～6 次（有效舒緩）。

穴位指壓

　　請直接參考相關頁面：

· 焦慮（226 頁）。

· 失眠（229 頁）。

· 抑鬱（232 頁）。

· 按症狀參考相關頁面。

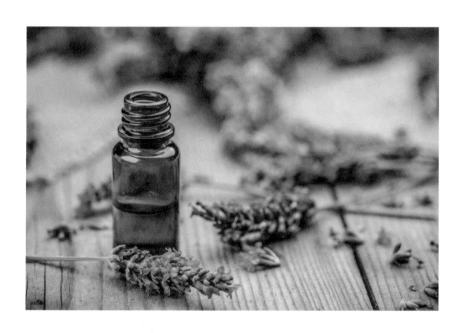

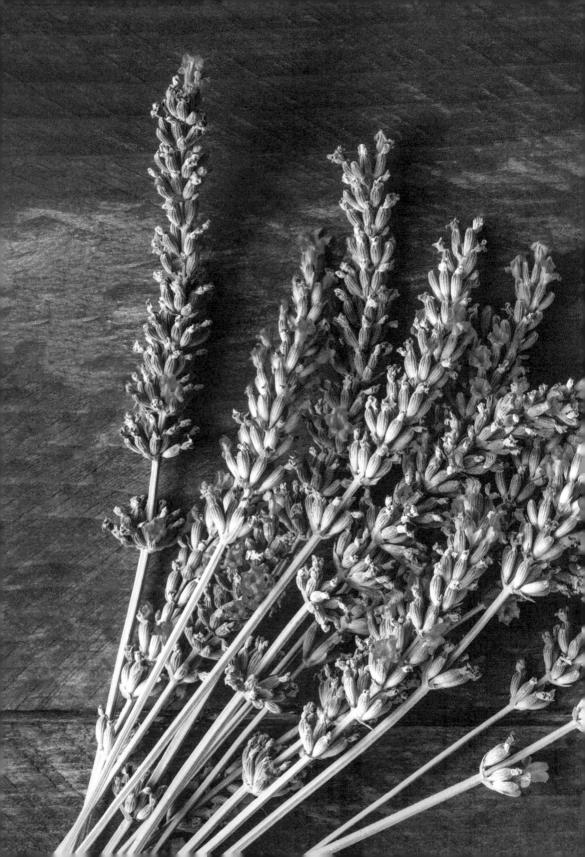

皮膚問題

濕疹

【定義】

濕疹（或異位性皮膚炎）是一種慢性皮膚發炎，皮膚會發癢。通常發生在幼兒與青年身上，常與遺傳有關，但環境因素也有影響，患者因為接觸了環境中如花粉、塵蟎等過敏源引發延遲性過敏。（SNDV, 2014）

除了過敏源外，接觸到過於刺激的成分（如洗衣劑）、食物或壓力過大也都是肇因。

症狀

大片紅色皮疹、乾燥、皮膚粗糙脫皮，主要發生在手足關節彎曲處、手掌、腳板和大腿上。皮膚會有灼燒感且會非常癢。

濕疹也可能有滲出液，並形成小水泡。這些水泡破裂後會結痂。

治療方法

民俗療法

- 每日飲用多次小白菊花茶，或是牛蒡、金盞花也都有很好的效果。
- 壓力引起的濕疹最好飲用香蜂草、西番蓮、歐白芷或山楂等有舒緩效果的花茶。
- 過敏性的濕疹必須先為身體排毒，可以攝取蔬果山螞蝗、檸檬汁與水飛薊（請藥師開方）。

除了以上所列方法外，還有下面列出的局部治療。

芳香療法

乾性濕疹

· **成人與幼兒**：在紅疹處塗上黑種草油、瓊崖海棠油或月見草油。

· **成人**：患處發癢時，任選以上植物油，10 毫升的植物油＋10 滴
　德國洋甘菊＋10 滴真正薰衣草。取用 5～10 滴塗抹於感到疼痛
　的部位，直到症狀緩解。

· **幼兒**（3～6 歲）：用量減半。3 歲以下兒童則是 1/4 用量。

有滲出液（成人與幼兒）

· 勿塗抹任何油質，可能會造成重覆感染。

· 在患處塗上高嶺土（白泥），或是使用燕麥泡澡：在 1 公升的熱
　水中泡入 250 克燕麥，浸泡 10～15 分鐘後，濾掉燕麥再倒進泡
　澡水中（不要太熱），至少泡澡 10 分鐘。出浴後以溫水沖洗。

穴位指壓

· 無論是哪一種情況，都以順時針按揉圖 1 中的穴位，為皮膚帶來
　能量；並以逆時針按壓圖 4 中的 A 點，促進血液循環，緩解發癢
　症狀。

· 乾性濕疹可以逆時針按壓圖 2 中的穴位，為皮膚散熱，再以順時
　針按揉圖 4 中的 C 點，益血並排除濕熱之氣。

· 有滲出液且患處位於下肢時，以逆時針按壓圖 3 穴位（促進血液循環、排除體內濕氣）。

· 有滲出液時，以逆時針按壓圖 4 中的 B、C 兩點，排除濕氣。

圖 1

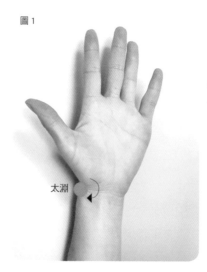

（太淵）：順時針按揉位於大拇指側腕橫紋上的穴位。

太淵

圖 2

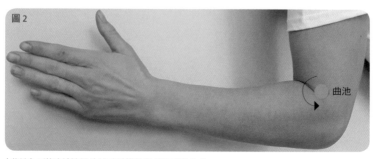

曲池

（曲池）：逆時針按壓位於手肘橫紋外側盡頭的穴位。

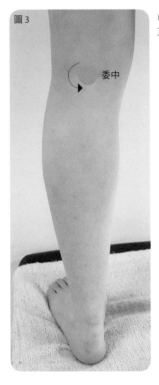

圖 3

委中

（委中）：逆時針按壓位於膝蓋後方
正中央的穴位。

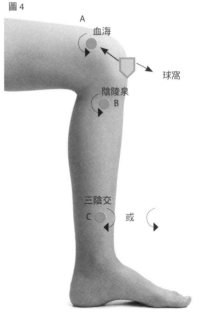

圖 4

A

血海

球窩

陰陵泉

B

三陰交

C

或

（A：血海＋B：陰陵泉＋C：三陰交）：
逆時針按壓位於大腿內側（膝蓋彎曲）、髕
骨側邊向上 3 指寬的 A 點。
逆時針按壓位於脛骨內側髁後下方凹陷處的
B 點。
順時針或逆時針按壓位於足內踝尖點上方 4
指處的 C 點。

乾癬

【定義】

乾癬是慢性皮膚發炎疾病，分為好幾種型態，包括雨滴狀乾癬或範圍較大的片狀乾癬。有時是單一處發炎，有時可能發生在多處且範圍廣大。乾癬的病程難以預測，有時可能只是單一發作，但也有可能幾年後會再度發病。

症狀

經常受到摩擦的皮膚如手肘或膝蓋上出現單一處或多處界線分明的紅疹，並覆蓋了一層白色的乾燥皮膚碎片，且會脫落（片狀）。如果用手抓下碎片，只會看到紅腫的皮膚。

急性乾癬發作時，患處會變得非常紅；而慢性乾癬的患處則偏白、較為乾燥、粗厚且會脫皮。

治療方法

民俗療法

· 每日飲用多次小白菊茶，或是牛蒡、金盞花也都有很好的消炎效果。

· 壓力引起的乾癬最好飲用香蜂草、西番蓮、歐白芷或山楂等有舒緩效果的花茶。

· 燕麥澡能有效緩解發癢：在 1 公升的熱水中泡入 250 克燕麥，浸泡 10～15 分鐘後，濾掉燕麥再倒進泡澡水中（不要太熱），至少泡澡 10 分鐘。出浴後以溫水沖洗。

· 沐浴後一定要為皮膚添加油質，下方會有建議的配方。

· 過敏性的濕疹必須先為身體排毒，可以攝取蔬果山螞蝗、檸檬汁與水飛薊（請藥師開方）。

　　除了以上所列方法外，還有下面列出局部治療建議。

芳香療法

成人限定

· 調合 10 毫升瓊崖海棠油或甜杏仁油＋20 滴羅馬洋甘菊＋20 滴茶樹＋20 滴真正薰衣草。

　　可以用綠花白千層、檸檬香茅或波旁天竺葵取代配方中的任何一個精油。使用此配方，每日 2 次塗抹在有片屑的患處。嚴重發作時，可以把精油的比例提高一倍。

穴位指壓

　　與濕疹同樣的穴位（參考 248～249 頁）根據 a. 急性發作或 b. 慢性乾癬，有乾燥的皮屑、皮膚粗厚、顏色較淡，這兩種狀況選擇合適的方法。

a. 急性發作

　　順時針按揉圖 1 中的穴位，再以逆時針按壓圖 2 穴位，強化皮膚、降溫並抑制發癢。（248 頁）

　　逆時針按壓圖 4 中的 A 點，益血止癢。（249 頁）

b. 慢性乾癬

順時針按揉圖 4 中的 C 點推散濕氣、促進血液循環。（249 頁）

順時針按揉下方圖 5 中的穴位，鞏固氣血。順時針按揉下方圖 6 中的穴位，將水濕之氣帶往全身。

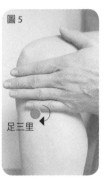

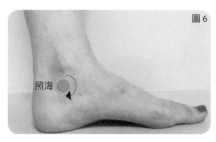

（照海）：順時針按揉位於足內踝下方的穴位。

（足三里）：順時針按揉位於脛骨後方、髕骨外側下方 4 指處的穴位。

帶狀疱疹（俗稱皮蛇）

【定義】
帶狀疱疹是帶狀疱疹病毒長期潛伏於神經節中的神經元，不斷繁殖引起的發炎。病毒活化經常與免疫抑制治療、身體免疫力下降或另一種疾病等因素有關。（Dr Ludovic Rousseau, dermatologue）

症狀
可能發生在身體的好幾處（前胸、眼睛、耳朵），最常見的是肋間。發作時 2〜3 日間會覺得皮膚灼傷疼痛，接著會出現帶狀水泡、紅腫且會有滲出液。同時也會感到疲憊、煩燥、口渴。水泡出現後疼痛感會降低。

治療方法
請小心帶狀疱疹會傳染給沒得過水痘的人。

民俗療法

· 特別注意飲食習慣：提高維生素 C 攝取量（新鮮蔬果）。
· 在熱水中加入 10 滴真正薰衣草＋10 滴綠花白千層泡澡（精油要先倒在中性浴劑中）。
· 用冰塊冰敷痛處（使用冰敷袋或是用布包起的冰塊）。

芳香療法

成人限定

· 調合 1 湯匙（10 毫升）聖約翰草浸泡油（或黑種草油、瓊崖海棠油）＋25 滴胡椒薄荷＋20 滴綠花白千層。

· 或是 10 毫升聖約翰草浸泡油（或其他植物油）＋20 滴檸檬尤加利＋25 滴德國洋甘菊。

· 或是 10 毫升聖約翰草浸泡油（或其他植物油）＋25 滴胡椒薄荷＋20 滴桉油樟。

　　取用 10～20 滴，每日 6～10 次塗抹於疼痛部位或起水泡的部位。這幾種精油都能抗病毒、消炎和止痛。

穴位指壓

· 感到疼痛時，以逆時針按壓圖 1 和圖 2 的穴位，消炎降溫。

· 起水泡時，以逆時針按壓圖 3 和圖 4 的穴位，排除水氣和滲出液，並驅散熱氣。

· 患處乾燥的情況則以逆時針按壓圖 5 中的 A、B 兩點，能有效止痛消炎。

圖1

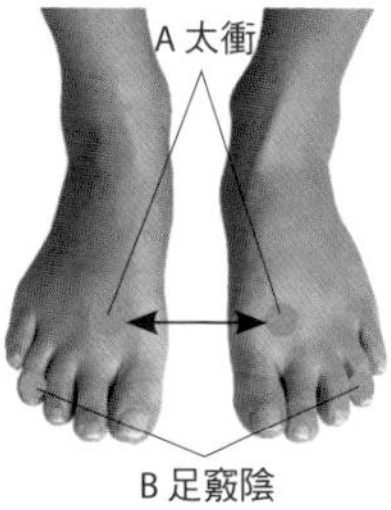

A 太衝

B 足竅陰

（A：太衝＋B：足竅陰）：逆時針按壓位於大腳趾蹠骨凹陷處，介於第1和第2趾間的穴位A點和第4趾趾甲根部的穴位B點。

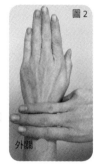

圖2

外關

（外關）：逆時針按壓位於前臂腕背橫紋下方3指處的穴位。

圖3

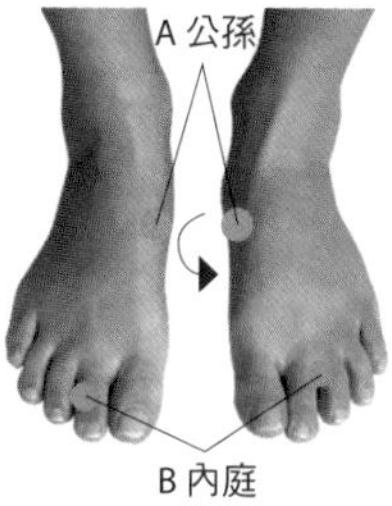

A 公孫

B 內庭

（A：公孫＋B：內庭）：逆時針按壓位於腳板內側、大腳趾蹠骨根部下方的A點，以及大腳趾根部，位於第2趾和第3趾間的B點。

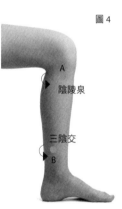

圖4

A

陰陵泉

三陰交

B

（A：陰陵泉＋B：三陰交）：逆時針按壓位於大腿脛骨內側髁後下方凹陷處的A點，以及位於內踝上方4指寬的B點。

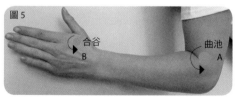

圖5

合谷
B

曲池
A

（A：曲池＋B：合谷）：逆時針按壓此2穴，A點位於手肘橫紋外側盡頭，B點位於虎口、食指掌骨中央。

疱疹

【定義】
疱疹（或稱火氣大）是皮膚遭病毒（HSV-1，第一型單純疱疹病毒）感染引發的疾病。疱疹的傳染性很強，通常長在唇邊，但也可能感染到眼周或生殖器（另一種病毒）。這裡我們只談口唇疱疹。一旦感染這種病毒，就會終生潛藏於人體內，待患者過於疲憊、免疫力下降、壓力過大、遭受挫折或日曬過後就會發作。

症狀
帶有透明液體的水泡，會感到疼痛，乾燥並癒合後形成痂皮。前期通常有幾天會感到刺痛或發癢。

治療方法
民俗療法

· 聖約翰草酊劑能夠抗病毒與消炎，有效抑制疱疹病毒。
· 疱疹長出後，沒藥酊劑可以幫助傷口乾燥。
· 蘋果醋可以幫助排除水泡液體。

芳香療法
　　綠花白千層、藍膠尤加利、桉油樟、莎羅白樟都能有效抑制水泡生長，但要在發癢時及時擦上。最好是取其中一種精油 10 滴，加上 10 滴真正薰衣草精油（幫助傷口癒合）。

· **成人**：取 2 滴純精油塗在水泡上（用棉花棒），每日 6 次。
· **幼兒**（3 歲以上）：每次 1 滴。

　　使用時小心不要感染瓶身（將棉花棒靠瓶口取第 2 滴），也不要因為親吻家人而傳染給對方。

穴位指壓

　　可以根據疱疹發病的原因參考前面相關的頁面（疲憊、壓力大等）。但無論哪種情況，都可以按壓以下 4 個穴位補充元氣、緩解症狀。
· 逆時針按壓圖 1 中的兩個穴位，消熱。
· 順時針按揉圖 2 中的兩個穴位，提神。

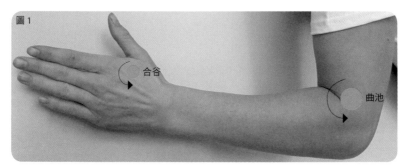

（左：合谷＋右：曲池）：逆時針按壓位於虎口的穴位，以及手肘橫紋外側盡頭的穴位。

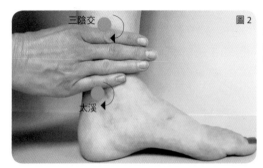

（上：三陰交＋下：太溪）：順時
針按揉位於內踝尖點上方4指處
和內踝後方的穴位。

疣

【定義】

皮膚受到感染後加厚增生形成的瘤。生成的原因是皮膚表層受到人類乳突瘤病毒感染，不具傳染性。約有四分之一的學齡孩童會感染皮膚疣，但會自動消失。疣的型態有很多種，根據外觀、生長位置和 HPV 病毒分類。這裡只談尋常疣。

症狀

皮膚增厚，發白或帶一點黑色，最常長在腳板或手掌上。

治療方法

民俗療法

· 在長疣的地方塗上檸檬汁，再以一張濕繃帶敷上。

· 把蒲公英莖的乳汁，或是無花果莖的乳汁塗在疣上，每日 6 次，直到消失。

· 蒜末也能有效讓皮膚疣消失（敷在長疣處一整夜）。

芳香療法

成人與 6 歲以上兒童

· 調合以下精油：5 滴冬季香薄荷＋5 滴茶樹＋5 滴肉桂＋5 滴檸檬。用棉花棒取 2 滴塗在疣上，每日 3 次。（小心不要碰到沒有長疣的皮膚表面）

幼兒（3～6 歲）：

· 調合 6 滴檸檬＋6 滴茶樹＋2 滴丁香，用棉花棒取 1 滴塗在疣上，每日 3 次，直到消失（小心不要碰到沒有長疣的皮膚表面）

穴位指壓

· 逆時針按壓圖 1 中的兩個穴位，消熱、益血、通氣。

· 順時針按揉圖 2 中的穴位，強化體內濕氣運行、健體。

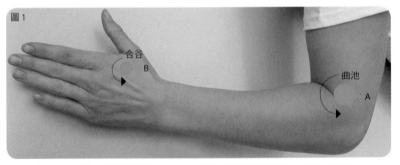

（B：合谷＋A：曲池）：逆時針按壓此 2 穴。A 點位於手肘橫紋外側盡頭，B 點位於虎口。

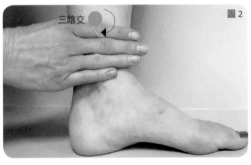

（三陰交）：順時針按揉圖中的穴位，強化體內濕氣運行、健體。

燒燙傷

【定義】

燒燙傷是指因為高溫、電流、化學或輻射等因素造成皮膚表層、甚至底層組織受傷。這一節中只談論高溫局部燙傷。

一度燒燙傷只傷害到皮膚表面（請見症狀描述），二度則是傷害到表皮。這裡不談三度燙傷（深度）或是表皮與真皮受傷。

症狀

一度燙傷，或多或少有明顯紅腫。

二度燙傷：起水泡、皮膚表面紅腫發熱，極度疼痛。

治療方法

最重要的是第一時間沖冷水（15 度），至少沖 10～20 分鐘，讓皮膚內部確實降溫。如果燙傷面積很大很深，務必馬上送醫。

民俗療法

· 將聖約翰草浸泡油塗在燙傷處，再放上敷料。聖約翰草會緩解疼痛、加速傷口癒合。每日更換繃帶。

· 於患處塗上蘆薈膠，每日 2 次。也可以覆上一層繃帶。蘆薈可以緩解疼痛、促進皮膚再生。如果家裡有蘆薈，可以直接折斷葉子，把乳汁滴在傷口上（水泡破裂時要避免）。

芳香療法

- **成人**：以冷水沖 15 分鐘後，直接在傷口上滴 5～10 滴穗花薰衣草精油，每 15 分鐘一次，直到疼痛緩解。
- **兒童或孕婦**：同樣的方法，只是用真正薰衣草精油取代。
- 如果燙傷面積很大，就先調合 10 毫升的甜杏仁油（或聖約翰草浸泡油）與 15 滴薰衣草精油（穗花或真正薰衣草），再塗抹於患處。

穴位指壓

- 逆時針按壓圖 1 中的 2 個穴位消熱。

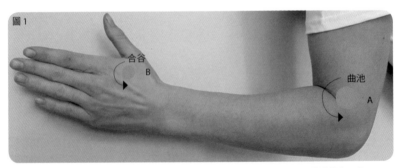

（B：合谷＋A：曲池）：逆時針按壓此 2 穴。A 點位於手肘橫紋外側盡頭，B 點位於虎口處。

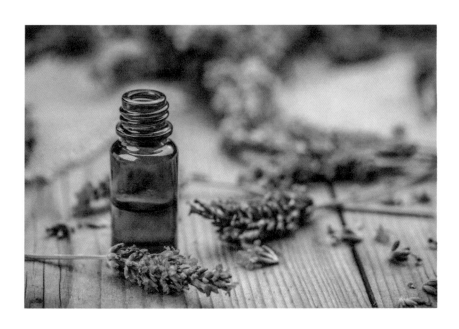

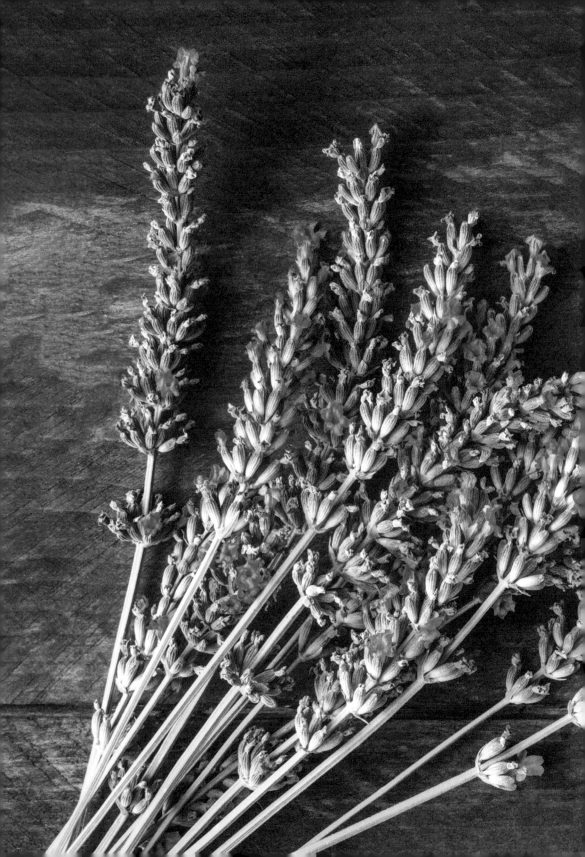

Chapter **11**

血管與血液循環問題

痔瘡

【定義】

痔瘡是肛門黏膜上的靜脈曲張引發的症狀,分為兩種:

- 內痔:長在肛管上。
- 外痔:長得較外面,在肛管末端。通常因為便秘、體重過重、肥胖、久坐、搬重物引起,孕婦經常有這個問題,直到生產(或產後)才會消失。

痔瘡一般是會急性發作,但也有可能成為慢性疾病。

症狀

肛門周遭感到溫熱、腫脹和疼痛,排便時會出血,有時也會覺得肛門發癢。

大多時候不需特別治療就會在幾天內消失。

治療方法

民俗療法

- 飲用馬栗(七葉樹種子)、葡萄藤葉或金縷梅花茶促進血液循環(小心夏季不要飲用馬栗茶,可能引發紅斑性狼瘡)。
- 提高纖維攝取量避免便秘(全麥穀物、綠色蔬菜等)。
- 以冷水坐浴,緩解痔瘡疼痛並強化血管。

芳香療法

成人

· 調合 1 湯匙（10 毫升）瓊崖海棠油＋5 滴義大利永久花＋5 滴胡椒薄荷＋5 滴岩玫瑰。每日 4～6 次，塗在痔瘡上（兒童與孕婦不得使用）。

· 可以用檸檬尤加利、維吉尼亞雪松（請注意不是杜松）或橙花取代上述其中一種精油。但最有效的還是第一種配方。

穴位指壓

· 逆時針按壓圖 1 中的 A 點，並以順時針按揉 B 點，解瘀並強化血液循環。

· 逆時針按壓圖 2 穴位，調血清血。

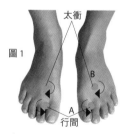

（A：行間＋B：太衝）：逆時針按壓位於大腳趾根部的 A 點，並以順時針按揉位於第 1 趾和第 2 趾間蹠骨凹陷處的 B 點。

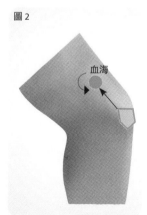

（血海）：逆時針按壓位於大腿內側（膝蓋彎曲）、髕骨側邊上方 2 指寬的穴位。

‧感覺腸道或（和）痔瘡發熱時，逆時針按壓圖 3 穴位。

‧也可以按逆時針按壓圖 4 穴位止痛、緩解痔瘡。

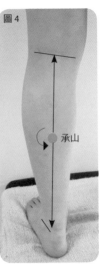

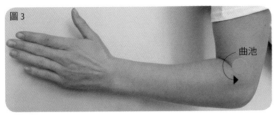

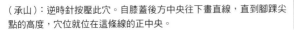

（曲池）：逆時針按壓位於手肘橫紋外側盡頭的穴位。

（承山）：逆時針按壓此穴。自膝蓋後方中央往下畫直線，直到腳踝尖點的高度，穴位就位在這條線的正中央。

靜脈功能不全、下肢水腫

【定義】

下肢靜脈循環不良,血液無法回流至心臟。長時站立的人容易有這種問題,其中女性又多於男性。日子一久,會演變成靜脈曲張。

症狀

下肢腫脹,特別是腳踝和小腿;感覺沉重且悶痛,一日之末會特別有感;沉重感會在抬腿或走路後緩解。

拖延不管的話,腿部會發麻、麻痺、抽筋。

治療方法

民俗療法

· 盡量把腿抬高,避免高跟鞋和緊身衣物。

· 洗澡時盡量用冷水沖雙腿。

· 可以改善靜脈血液循環的植物:金縷梅、馬栗、銀杏、草木樨、葡萄藤葉。服用錠劑、飲用花茶或是酊劑都可以(用量按各家藥廠規定,使用前可以先諮詢藥劑師或草藥師)。

芳香療法

成人

- 可以改善體內循環的精油：義大利永久花、岩玫瑰、檸檬尤加利、胡椒薄荷、檸檬香茅、海茴香、絲柏、杜松、岩蘭草、廣藿香。

- 調合 15 毫升的昆士蘭堅果油＋30 滴絲柏＋15 滴胡椒薄荷＋任選一個上述精油 15 滴。

- 岩蘭草和廣藿香的氣味濃郁，調合時只要 5 滴，只要將其他精油的比例提高一點，總和為 60 滴精油即可。

- 腫脹疼痛時，取 10～20 滴配方，按摩腳踝和膝蓋，每日 1～2 次（最多 15 日要休息）。

- 如果下肢整個夏季都水腫，就將以上配方中的精油減半（植物油維持 15 毫升）。每日以此配方按摩，每日 1～2 次。

穴位指壓

- 順時針按揉圖 1 中的穴位，強化靜脈、增強血管壁彈性。

- 逆時針按壓圖 2 穴位，清血。

- 順時針按揉圖 3 穴位，清血通氣、增進血液循環。

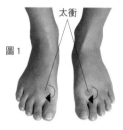

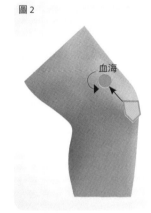

（太衝）：順時針按揉位於足部
第 1 趾和第 2 趾間，蹠骨凹陷處
的穴位。

（血海）：逆時針按壓
位於大腿內側（膝蓋彎
曲）、髕骨側邊上方 2
指寬的穴位。

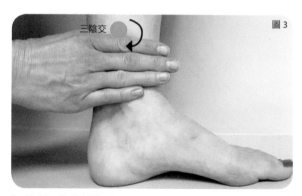

（三陰交）：順時針按揉位於足內踝上方 4 指寬處的穴位。

低血壓

【定義】

如果血壓比正常值（介於 120～140mmHg）低，收縮壓低於 100mmHg 或 90mmHg，就是低血壓。但有些人還是能在 90mmHg 的血壓下過得很好。

如果一個人從躺臥的姿勢站起時，會覺得頭暈，血壓頓時降低，那就是姿態性低血壓。這種狀況通常是疲勞引起的，長期壓力過大，或是某種疾病纏身、氣溫突然升高無法適應，或是某些藥物的副作用也都是肇因。患者不能只仰賴精油或穴位按摩，必須諮詢醫生意見。

症狀

暈眩、移動時感到噁心、視線模糊、發抖，血壓過低時甚至可能失去意識。

治療方法

民俗療法

· 感到不適時，躺下來並把雙腿抬高。

· 如果是因為壓力過大或過勞引起，務必休息一下。

· 人蔘、沙棘或瓜拿納都是可以激勵身心的植物。

· 多喝水以增加血量，藉此提高血壓。

· 多吃鹽分高的食物（也不要太超過），例如醃橄欖、醃鯷魚或酸豆。

芳香療法

成人

- 激勵身心的精油：胡椒薄荷、丁香、歐洲赤松、黑雲杉。丁香精油中的丁香油酚能有效提高血壓。

- 10 滴胡椒薄荷＋10 滴歐洲赤松＋10 滴丁香＋調合 1 湯匙（10 毫升）瓊崖海棠油。

- 血壓過低時，取 4 滴用於神經叢區域（圖1），每日 3 次。

- 取 2 滴用於圖 2 的 A 點，不要超過 3 個星期。

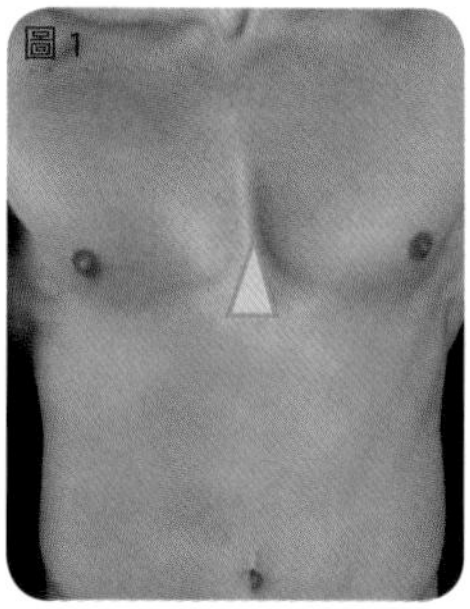

圖 1

取 4 滴配方塗於圖中區域。

穴位指壓

- 按摩圖 2、圖 3、圖 4 的所有穴位，恢復精力和血壓。

- 按摩圖 5 的穴位，可調節血壓。

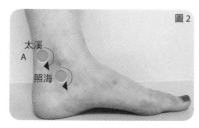

圖 2

太溪
A

照海

（A：太溪＋下：照海）：取 2 滴配方塗抹於上圖內踝後方 A 點。再按順時針按揉位於內踝後方和下方的 2 個穴位。

（三陰交）：順時針按揉位於內踝上方 4 指處的穴位。

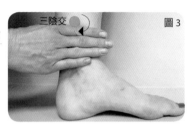

圖 4

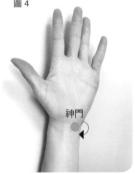

（神門）：順時針按揉位於腕橫紋上、小指側的穴位。

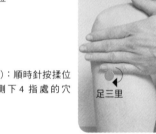

（足三里）：順時針按揉位髖骨外側下 4 指處的穴位。

高血壓

【定義】

高血壓是血流衝擊血管的力道過大，可能損害血管。有以下情況時，即為高血壓：沒有激烈運動的情況下收縮壓高達 140mmHg，舒張壓達 90mmHg。（INSERM, 法國國家健康與醫學研究院）。有此情況時，一定要就醫，否則可能造成其他併發症，如心臟衰竭或腦中風。年齡、抽菸和壓力等都是可能的肇因。

症狀

・晨起時覺得頭頂或後腦勺疼痛。

・感到暈眩。

・視線模糊：飛蚊症、眼前霧茫茫……。

・疲憊。

・流鼻血。

・眼底出血。

治療方法

民俗療法

・所有能舒緩身心的植物都能間接調整血壓。

・山楂或橄欖葉花茶（或錠劑）都有降低血壓的效果。

・提高油質含量高（富含 omega-3）的魚肉和蒜頭的攝取量，減少鹽分、多運動，這些都能降血壓。

芳香療法

成人

· 調合 20 滴檸檬尤加利＋10 滴真正薰衣草＋20 滴甜馬鬱蘭＋15 毫升昆士蘭堅果油或摩洛哥堅果油。或者 10 滴完全依蘭＋20 滴甜馬鬱蘭＋20 滴檸檬尤加利＋15 毫升昆士蘭堅果油或摩洛哥堅果油。

選一個配方，取 10〜20 滴塗抹於圖 2 的穴位和神經叢區域（273 頁圖 1），每日 2 次。這兩個配方都可以降低血壓。

· 容易焦慮和緊張的人可以使用甜馬鬱蘭精油。取 3 滴精油塗抹於手腕上，每日 2 次。

穴位指壓

· 逆時針按壓圖 1 穴位，調整血壓。
· 逆時針按壓圖 2 穴位，排除身體熱氣。
· 伴隨頭痛：逆時針按壓圖 3 穴位，緩和全身壓力。

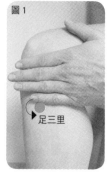

圖 1

足三里

（足三里）：逆時針按壓位於髕骨外側下方 4 指處的穴位。

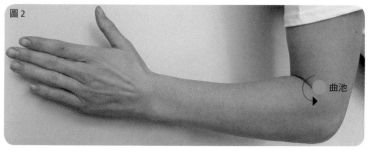

圖 2

曲池

（曲池）：逆時針按壓位於手肘橫紋外側盡頭的穴位。

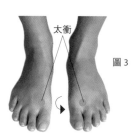

太衝

圖 3

（太衝）：逆時針按壓位
於大腳趾與第 2 趾之間
蹠骨凹陷處的穴位。

· 順時針按揉圖4中的2個穴位，讓濕氣流回體內、調整氣血。

· 逆時針按壓圖5中的穴位，放鬆身心（INSERM, s. d.）。

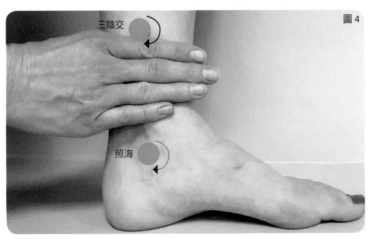

三陰交

照海

圖4

（上：三陰交＋下：照海）：順時針按揉此2穴。第一個位於內踝下方，第二個位於內踝尖端上方4指處。

圖5

（左：大陵＋右：神門）：逆時針按壓這兩個位於腕橫紋上的穴位，一個位於小指下方，一個位於手腕正中央。

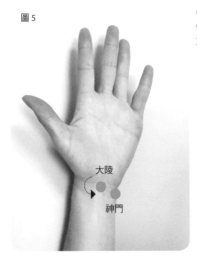

大陵

神門

浮腫

【定義】

皮膚腫脹，或是細胞中含水量過高。也稱之為水腫。肇因如下：

· （心臟、腎臟、肝臟）疾患。
· 外傷（扭傷）。
· 手術（拔牙、因外傷而動手術……）。
· 荷爾蒙失調（月經、妊娠）。

有時候是不明原因，稱之為特發性浮腫。

症狀

有症狀時務必就醫，浮腫**必須盡快治療**，以免演變成更嚴重的疾病，如心臟衰竭。皮膚腫起疼痛、緊繃且發亮（按壓時會留下痕跡）。下肢沉重、易喘、疲憊。

治療方法

民俗療法

· 減少鹽分攝取。鹽是浮腫的原兇之一。
· 飲用利尿的花茶或是服用錠劑：櫻桃尾、綠茶、繡線菊花、蒲公英、綠毛山柳菊、貓鬚草……持續 15 日至三個星期。
· 米、西洋芹和蘋果都是利尿食材。
· 按摩有助於引流與增進循環。
· 養成走路的習慣，時不時抬腿，避免穿戴緊身的衣物。

芳香療法

成人限定

· 利尿且促進血液流通的精油：杜松、薰陸香、絲柏。

· 調合 20 滴杜松＋20 滴絲柏＋10 毫升昆士蘭堅果油或荷荷巴油。
  塗上 10～20 滴（根據浮腫部位調整）配方，每日 2～3 次，直
  到症狀緩解，最長不要超過 3 個星期。孕婦和有荷爾蒙相關疾病
  的人不得使用。

· **孕婦**：15 滴薰陸香＋15 滴絲柏＋20 毫升昆士蘭堅果油或荷荷巴
  油。取 10 滴塗上浮腫處，每日 2 次（不能超過 15 天）。

　　以上精油孕婦都應避免使用，除非用量少（＜10％），可以短
期使用。但請特別注意各種精油的使用禁忌。

穴位指壓

· 逆時針按壓圖 1 中的穴位，排除濕氣。

· 順時針按揉圖 2 中的穴位，通血管。

　　這幾個穴位在有大便變軟的情況時可以按摩。

· 上半身浮腫時（臉部、前胸），順時針按揉圖 3 中的穴位。

· 伴隨便秘、尿液顏色深、心情煩躁時，順時針按揉圖 3 的穴位。

圖1

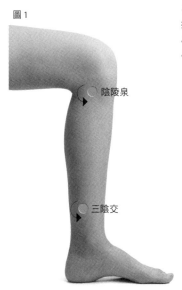

陰陵泉

三陰交

（上：陰陵泉＋下：三陰交）：逆時針
按壓此兩穴。三陰交位於內踝上方 4 指
處，陰陵泉位於脛骨內側髁後下方凹陷
處。

圖2

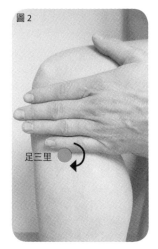

足三里

（足三里）：順時針按揉髕骨外側
下方 4 指處的穴位。

圖3

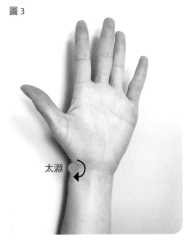

太淵

（太淵）：順時針按揉位於拇指根部、腕橫
紋上的穴位。

致謝文

誠摯地感謝這漫長的一年中，在我專心撰寫此書時，所有在我近旁或在他方幫助我、支持我、給予我建議或鼓勵的人。

感謝 Laurence Villevalois，一位擁有芳香療法推廣教育學士學位，也曾擔任法國國家健康與醫學研究院（Inserm）研究員的生物化學博士。感謝你的耐心與用心，仔細協助我校對文章的細節，在所有的建議與修正外，也為我寫了書序。

感謝我的伴侶 Michel，在這漫長的一年中，支持我、鼓勵我、給予我建議，並為我校對內文。

還有我的女兒 Corinne、Anne 和 Aurélie，謝謝她們願意成為我的前三名讀者，並給予我建議。

感謝 Éric Plamondon，以作家的角度提出非常有用的意見。

感謝 Alain Dubois，除了那些非常有用的意見外，同意分享他著作《圖解穴位指壓（暫譯）》（*Atlas d'acupuncture pratique*）裡的圖片。

感謝 Séverine，同意讓我拍攝她的肢體部位，作為本書圖解。

感謝 Fabienne Millet 多年前的指導，帶我進入精油的世界。

感謝所有給予我精油和中醫相關知識的師長，沒有他們就沒有這本書。

也感謝所有 FUJI-TAISHAN 日式指壓學校的學生積極勉勵，並耐著性子等待此書完成。

感謝以下網站：

· la Compagnie des Sens。

· Aubanel Alain（4 Vallées 蒸餾廠），提供圖示、植物圖片和精油蒸餾器影像。

醫療詞彙說明

止痛：消除疼痛感。

抑菌：具有抑制病菌生長的能力。

抗黴菌（真菌）：消除侵入性的黴菌感染。

止血：透過收縮組織或血管抑制出血。加強凝血機制。

抗組織胺：抑制人體內組織胺接受器（造成過敏的原兇）的功能。

消炎：緩解發炎症狀。

抗菌：消滅微生物。

抗寄生物（或抗寄生蟲）：消滅寄生蟲（蟎、跳蚤、蝨子、蠕蟲等）。

止癢：緩解皮膚發癢。

鎮痙或抗痙攣：緩解體內器官（如腸道、子宮、胃等）痙攣（或肌肉攣縮）。

殺病毒：消滅病毒。

皮膚收斂：刺激毛細孔收縮，調節皮脂分泌。

癒合：促進皮膚細胞再生，加速傷口復原。

放鬆、鬆弛肌肉：緩解肌肉攣縮，幫助肌肉放鬆。

利尿：透過增加尿液排掉體內水份，藉此消除水腫並排出體內毒素。

祛痰：幫助咳出支氣管內的黏液。

降血壓：降低血壓。

升血壓：提高血壓。

增強免疫力：刺激免疫系統，幫助抵抗病菌、病毒或黴菌入侵體內。

驅蟲：驅趕各種昆蟲（蚊子、蝨子、跳蚤等）。

化解（支氣管）黏液：稀釋支氣管或鼻竇中的黏液，幫助排出容易阻塞通道的分泌物。

強化神經：刺激、振奮神經系統。

皮膚再生：刺激皮膚細胞再生。

鎮定（鎮靜）：透過調節中樞神經，緩和、放鬆、調整呼吸節奏。

健胃：提升胃部功能。

中醫穴位芳療

穴位索引

參考書目

Baudoux D., *Huiles essentielles chémotypées*, Inspir Development, Luxembourg, 2005.

Baudoux D., *Guide pratique d'aromathérapie familiale et scientifique*, Amyris Eds, 2008.

Baudoux D. *Aromathérapie*, Dunod, 2017.

Festy D., *Je masse mon bébé avec les huiles essentielles*, Leduc pratique, 2018.

symptomes-causes-comment-soigner-une-sinusite_art35121.html.

Maciocia, G., *Les Principes fondamentaux de la médecine chinoise*, Satas, 1992.

Millet, F., *Le Guide Marabout des huiles essentielles*, Marabout, 2010.

Shealy N., *Encyclopédie des remèdes naturels*. Könemann, 2001.

Sionneau P., *Acupuncture – Les points essentiels*, Guy Trédaniel éditeur, 2000.

Sionneau P., *L'Acupuncture pratiquée en Chine*, Guy Trédaniel éditeur, 2000.

Valnet J., *Phytothérapie*, Vigot, 2001.

Weiss F., *Herbal Medicine,* seconde édition révisée and complétée,Thieme, 2000.

參考網站

Améli – L'otite moyenne aiguë de l'enfant : https://www.ameli.fr/gironde/assure/sante/themes/otite-moyenne-aigue-enfant.

Améli – définition et symptômes de la laryngite : https://www.ameli.fr/assure/sante/themes/laryngite-aigue-enfant/definition-symptomes.

Bernard C., *https://www.altheaprovence.com*, 2010-2018.

CFPMS – *Centre de formation professionnelle des métiers du sport*: https://www.cfpms.fr, 2017.

Diener HC, *Efficacy and safety of 6.25 mg t.i.d. feverfew CO2-extract (MIG-99) in migraine prevention--a randomized, double-blind, multicentre, placebo-controlled study* : https://www.ncbi.nlm.nih.gov/pubmed/16232154, 2005.

ECOMUNDO, *Les huiles essentielles et leurs obligations :* https://www.ecomundo.eu/fr/blog/huiles-essentielles-obligations-reglementaires-reach-clp-cosmetique, 2014.

ESCOP Recherche 1999-2018 : www.escop.com.

etat-depressif.com, *Dépression : Définition / Différents types,* 2016 : https://www.etat-depressif.com/depression/definition-differents-types/

INSERM, *Hypertension artérielle (HTA)* : *https://www.inserm.fr/information-en-sante/dossiers-information/hypertension-arterielle-hta.*

IRS, *Le Stress : définition,* 1993-2018 : Institut de recherche sur le stress : https://www.gestiondustress.net.

Lechevallier S., *Sinusite, traitement, symptômes, causes, comment soigner une sinusite ?,* 2018. : https://www.maxisciences.com/sinusite/sinusite-traitement-symptomes-causes-comment-soigner-une-sinusite_art35121.html.

Maillard, A., *Capsulite rétractile ou épaule gelée : comment soulager avec les huiles essentielles ?* : https://www.aude-maillard.fr/capsulite-retractile-epaule-gelee-soulager-huiles-essentielles, 2015.

MC, G., *Le Millepertuis (Hypericum perforatum),* 2001.

OMS – *La grippe* : http://www.who.int/topics/influenza/fr, 2018.

PHYTOMANIA, plantes et médecine : http://www.phytomania.com.

Rousseau D. L., 2001-2018, Zona : causes, symptômes et traitements : https://www.futura-sciences.com/sante/questions-reponses/maladie-zona-causes-symptomes-traitements-8255.

Syndicat national des dermatologues-vénérologues :https://www.syndicatdermatos.org.

Valnet C.-J., *Docteur Valnet aromathérapie,* 2016 : https://www.docteurvalnet.com/fr/content/6-docteur-valnet

VULGARIS, *Toux,* 2000 : https://www.vulgaris-medical.com/encyclopedie-medicale/toux.

國家圖書館出版品預行編目(CIP)資料

中醫穴位芳療：圖解43個關鍵穴位，搭配精油按摩，有效改善全身疼痛、發炎與老化症狀／菲碧安・德米翁（Fabienne Demillian）著；許雅雯翻譯. -- 初版. -- 新北市：大樹林出版社，2021.07
　面；　公分.--（自然生活；50）
譯自：Huiles essentielles associees aux points d'acupuncture
ISBN 978-986-06007-7-3（平裝）

1.芳香療法　2.中醫理論　3.經穴

418.995　　　　　　　　　　　　　　　110008302

自然生活 50

中醫穴位芳療
圖解 43 個關鍵穴位，搭配精油按摩，有效改善全身疼痛、發炎與老化症狀
Huiles essentielles associées aux points d'acupuncture

作　　者／菲碧安・德米翁（Fabienne Demillian）
翻　　譯／許雅雯
總 編 輯／彭文富
主　　編／黃懿慧
內文排版／菩薩蠻數位文化有限公司
封面設計／葉馥儀
校　　對／陳榆沁、邱月亭
出 版 者／大樹林出版社
營業地址／23357 新北市中和區中山路2段530號6樓之1
通訊地址／23586 新北市中和區中正路872號6樓之2
電　　話／(02) 2222-7270　　　　　傳　　真／(02) 2222-1270
官　　網／www.gwclass.com
E - m a i l／notime.chung@msa.hinet.net
Facebook／www.facebook.com/bigtreebook
發 行 人／彭文富
劃撥帳號／18746459　　　　　戶名／大樹林出版社
總 經 銷／知遠文化事業有限公司
地　　址／新北市深坑區北深路 3 段 155 巷 25 號 5 樓
電　　話／02-2664-8800　　　　　傳　　真／02-2664-8801
初　　版／2021年07月

HUILES ESSENTIELLES ASSOCIEES AUX POINTS D'ACUPUNCTURE
(ESSENTIAL OILS ASSOCIATED WITH ACUPUNCTURE POINTS) by
FABIENNE DEMILLIAN AND LAURENCE VILLEVALOIS
Copyright: © 2019 by GUY TREDANIEL EDITEUR
This edition arranged with EDITIONS DE LA MAISNIE-GUY TREDANIEL
EDITEUR through BIG APPLE AGENCY, INC., LABUAN, MALAYSIA.
Traditional Chinese edition copyright:
2021 BIG FOREST PUBLISHING CO., LTD
All rights reserved.

定價／480元　港幣／160元　　ISBN／978-986-06007-7-3

《中醫穴位芳療》線上回函

 掃描 Qrcode，填妥線上回函完整資料，即有機會抽中大獎——大地之子 Herb Republic「天使的臉 馥活面膜」乙盒，並成為大樹林芳療會員，掌握最新書訊與限時優惠。

★中獎名額：共五名。
★活動日期：即日起～2021 年 09 月 17 日。
★公布日期：2021 年 09 月 24 日會以 EMAIL 通知中獎者。中獎者需於 7 日內用 EMAIL 回覆您的購書憑證照片（訂單截圖或發票）方能獲得獎品。若超過時間，視同放棄。

※一人可抽獎一次。本活動限台灣本島及澎湖、金門、馬祖。

★追蹤大樹林臉書，獲得優惠訊息及最新書訊：http://www.facebook.com/bigtreebook

──────── 贈品介紹 ────────

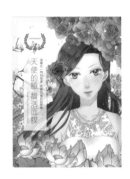 品牌：大地之子 Herb Republic
產品：天使的臉 馥活面膜
容量：26ml／片
主要成分：紅玉蘭精油、粉紅蓮花精油、紅花緬梔精油、大馬士革玫瑰精油、純水、甘油……。（詳細成分見產品包裝）
製造日期：標示於包裝上